RUEDIGER DAHLKE

VEGAN SCHLANK

Einfach entlasten und fasten

QUALITÄTS G|U GARANTIE

DIE GU-QUALITÄTSGARANTIE

Wir möchten Ihnen mit den Informationen und Anregungen in diesem Buch das Leben erleichtern und Sie inspirieren, Neues auszuprobieren. Bei jedem unserer Produkte achten wir auf Aktualität und stellen höchste Ansprüche an Inhalt, Optik und Ausstattung.
Alle Informationen werden von unseren Autoren und unserer Fachredaktion sorgfältig ausgewählt und mehrfach geprüft. Deshalb bieten wir Ihnen eine 100 %ige Qualitätsgarantie.

Darauf können Sie sich verlassen:
Wir legen Wert darauf, dass unsere Gesundheits- und Lebenshilfebücher ganzheitlichen Rat geben. Wir garantieren, dass:
- alle Übungen und Anleitungen in der Praxis geprüft und
- unsere Autoren echte Experten mit langjähriger Erfahrung sind.

Wir möchten für Sie immer besser werden:
Sollten wir mit diesem Buch Ihre Erwartungen nicht erfüllen, lassen Sie es uns bitte wissen! Nehmen Sie einfach Kontakt zu unserem Leserservice auf. Sie erhalten von uns kostenlos einen Ratgeber zum gleichen oder ähnlichen Thema. Die Kontaktdaten unseres Leserservice finden Sie am Ende dieses Buches.

GRÄFE UND UNZER VERLAG. *Der erste Ratgeberverlag – seit 1722.*

KGS

THEORIE

PRAXIS

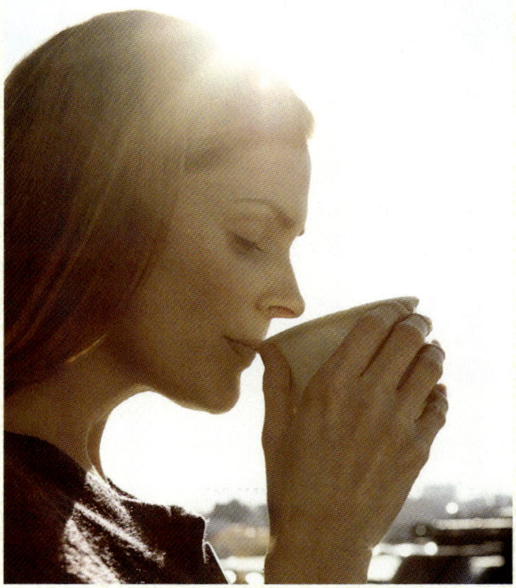

VEGANE SCHLANK-REZEPTE FÜR JEDE JAHRESZEIT 87

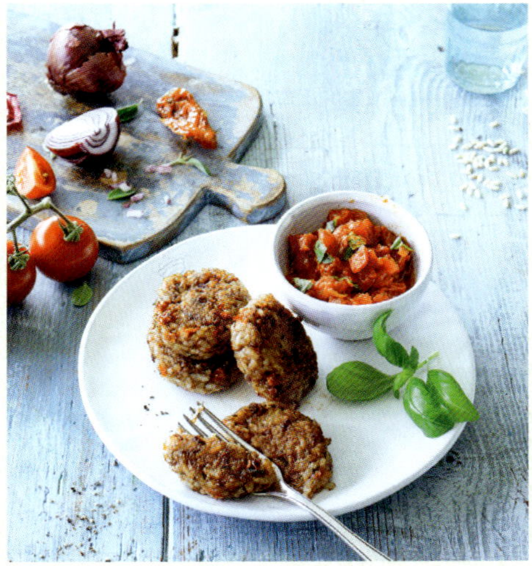

SERVICE

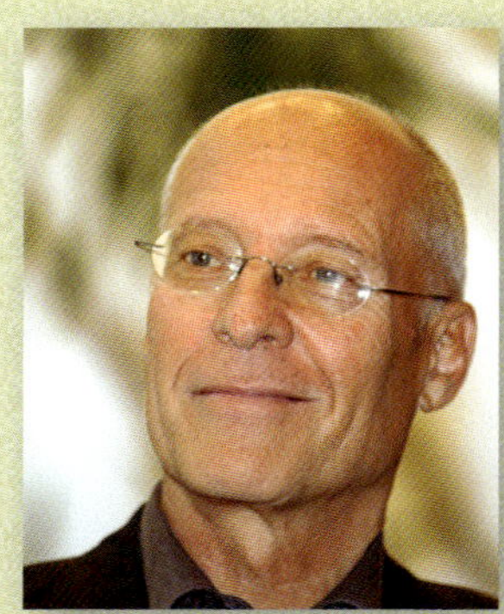

DR. MED. RUEDIGER DAHLKE

ist Arzt, Fastenleiter
mit jahrzehntelanger Erfahrung,
Vegan-Experte und erfolgreicher Autor

»Jeder kann seine Ziele erreichen, wenn er warten kann, wenn er denken kann, wenn er fasten kann.«

HERMANN HESSE

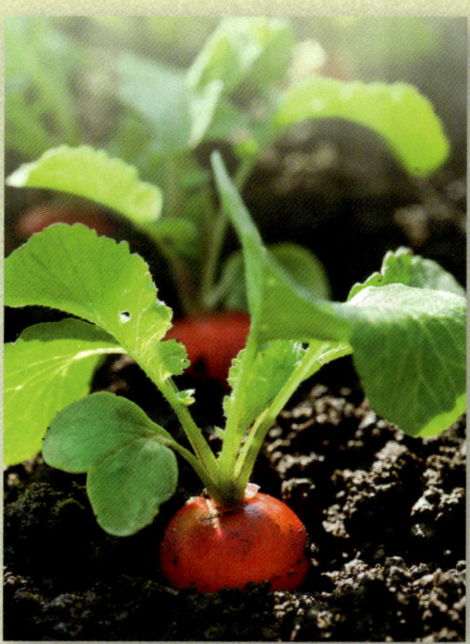

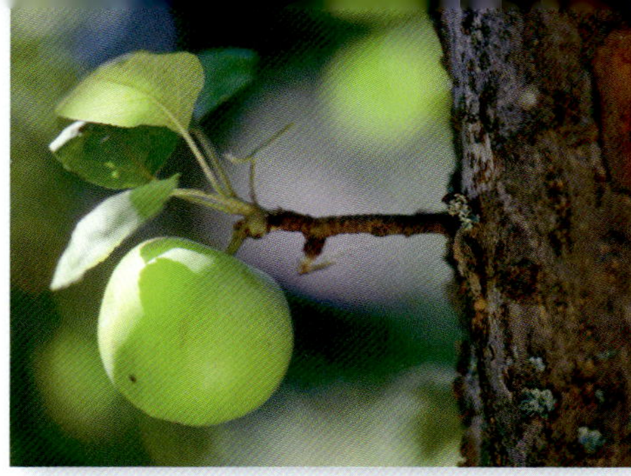

EIN WORT ZUVOR

Vegan zu essen ist ein wundervoller und mir als Arzt enorm wichtig gewordener Weg zu Gesundung und Gesunderhaltung. Er begeistert mich seit Jahren und hat mein Vertrauen in die Selbstheilungskräfte des Organismus noch wesentlich bestärkt. Ganz nebenbei ist es ein perfekter Weg zum Idealgewicht. Die Pfunde purzeln – meist – wie von selbst, sollten Sie anfangs zu viel davon auf den Rippen haben. Und natürlich erleichtert es auch die Seele, wenn Sie merken, dass Sie bestens ohne tierische Produkte auskommen und rein pflanzlich versorgt sind.
Damit Sie mühelos von den Vorzügen der veganen Ernährung profitieren können, beschreibe ich Ihnen in diesem Buch den optimalen Einstieg. Wer seine Ernährung grundlegend verbessern will, startet nämlich idealerweise mit einer Fastenwoche, die alte Verhaltensmuster bricht, Bilanz zieht und die nötige Offenheit für pflanzlich-vollwertiges Essen schafft. Fasten stellt – soweit möglich – die Ordnung im Organismus wieder her, lässt die Energien neu und frisch fließen und den Lebensmut steigen. So kann es geradezu zum Motor für ein neues, schlankes, veganes Dasein werden.
Die folgenden Kapitel stecken voller Informationen und Anregungen für vegane Fastenzeiten – vom klassischen Nullfasten über ein Smoothie-Fasten bis hin zu einer Woche mit kalorienreduzierten Veganmenüs. Neben detaillierten Wochenplänen gibt es außerdem jede Menge schmackhafter und nährender rein pflanzlicher Rezepte – für die Einstiegsfastenzeiten und für den veganen Alltag.

Viel Erfolg beim genussvollen Start in ein befreites, veganes Leben

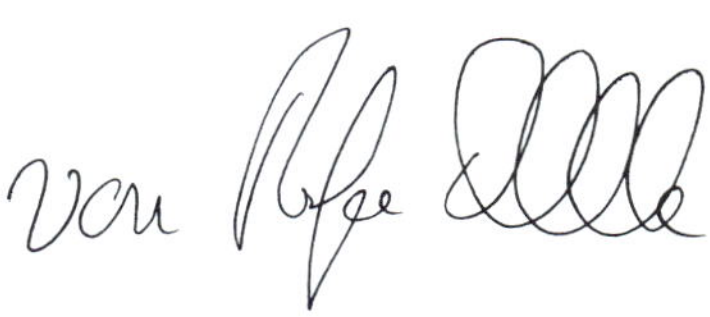

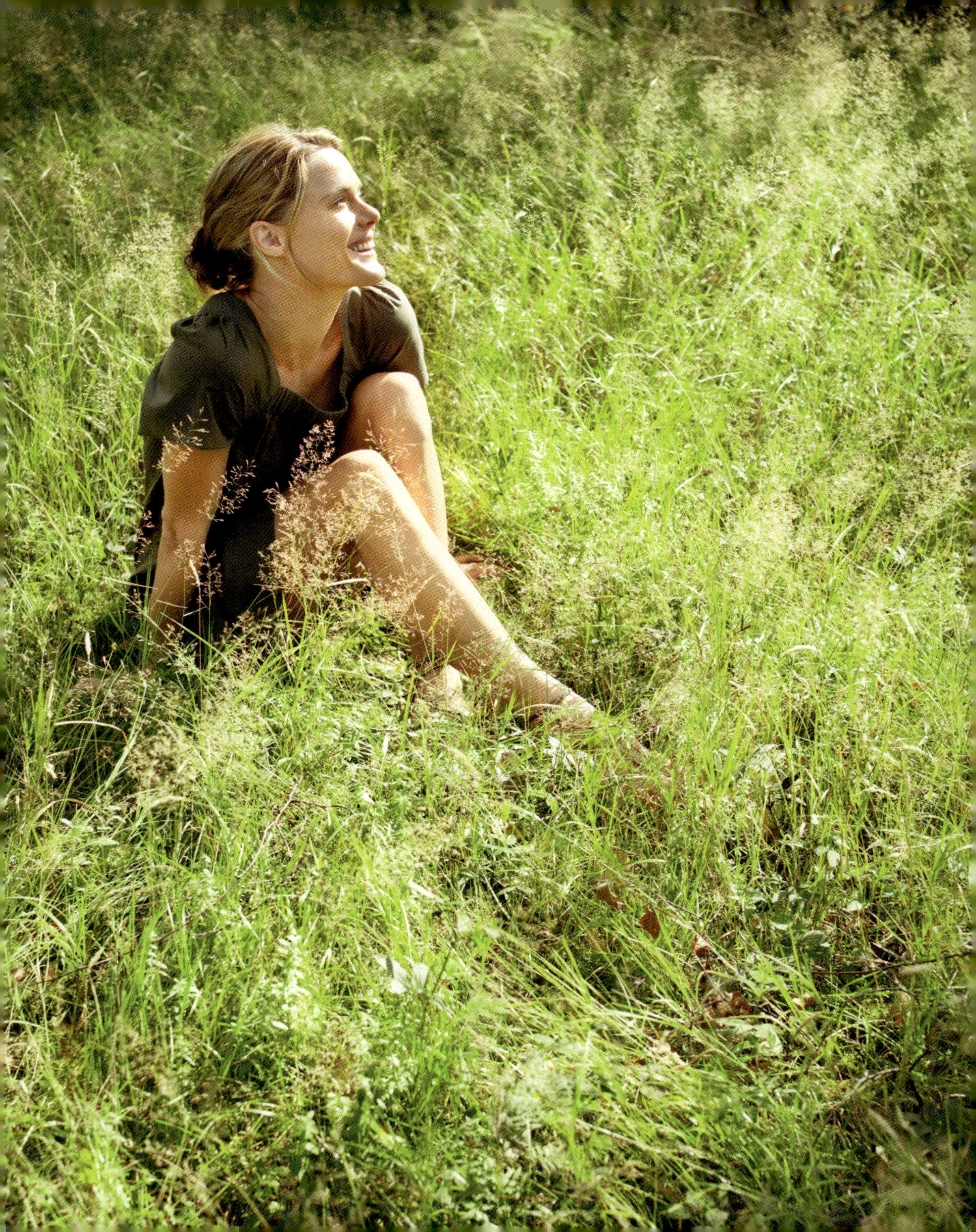

VEGAN FASTEN – START INS NEUE LEBEN

FASTEN UND VEGAN LEBEN – DAS KLINGT WIE DAS TREFFEN ZWEIER GESUNDHEITLICHER GIGANTEN. UND TATSÄCHLICH ERNTEN SIE MIT DIESEN BEIDEN BAUSTEINEN WOHLBEFINDEN, POWER, LEBENSFREUDE UND: SCHLANKE FITNESS.

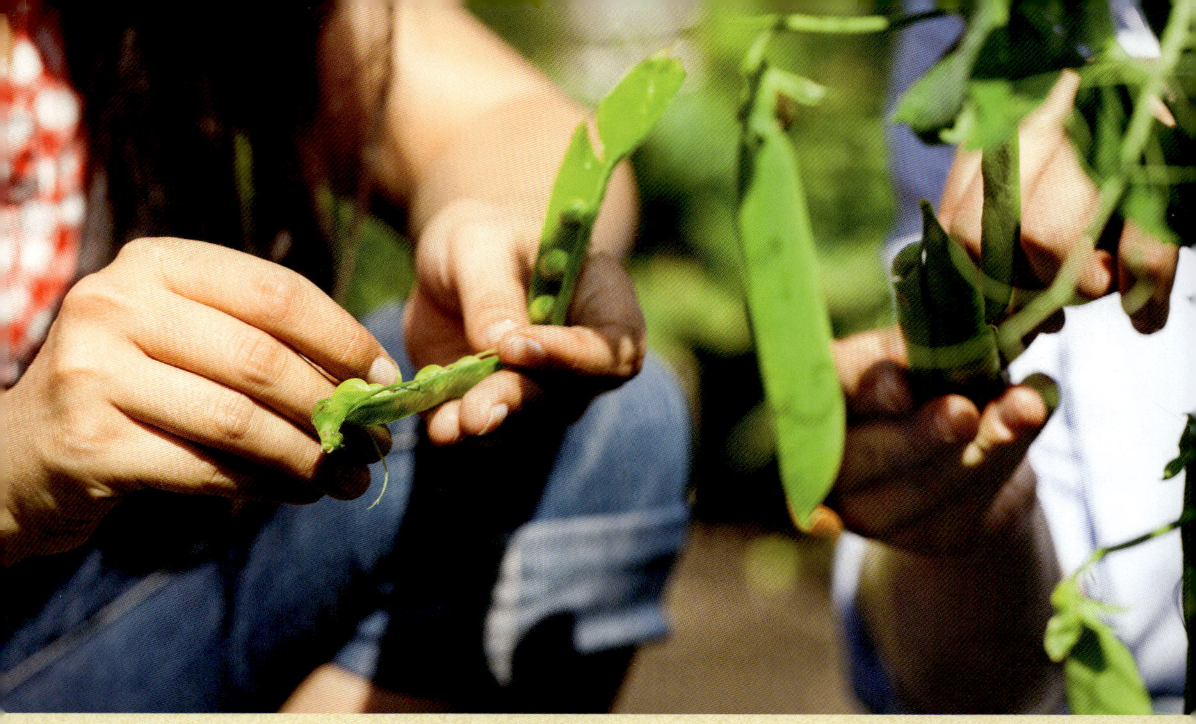

DER VEGANE WEG ZUM SCHLANKEN LEBEN

Nach über 40 vegetarischen Jahren hat mich die Umstellung auf veganes Essen in seiner Wirksamkeit bezüglich Heilung und Besserung von Symptomen wirklich noch überrascht. Es kommt natürlich nicht nur darauf an, bestimmte Produkte – also Fleisch, Wurst, Fisch, Eier und Milchprodukte – wegzulassen, sondern es geht um die Qualität dessen, was man zu sich nimmt. Denn vegan wären auch Weißmehl und Zucker, Whiskey und Wodka. Um gesundheitliche Vorteile zu erfahren – und zwar körperlich, geistig und seelisch –, muss die Ernährung pflanzlich-vollwertig sein. Genau das meint »Peace Food«, eine rein pflanzliche, rundum gesunde Kost, wie ich sie in meinen gleichnamigen Büchern beschrieben habe. Es ist eine Lebensweise, die das Benötigte friedvoll erzeugt und nicht nur deswegen auch innerlich friedlich und erfüllt macht.

Veganer Reichtum – mangelhafte Mischkost

Die vegane Ernährung ist seit einigen Jahren »in aller Munde«. Nicht nur wird allerorten darüber geschrieben, gesprochen und diskutiert, immer mehr Menschen werden zu begeisterten Anhängern dieser vitalen Lebensweise. Erleichtert darüber, sich nicht mehr an der meist qualvollen Tierhaltung und der immer grausamen Tötung von Tieren beteiligen zu müssen, genießen sie in aller Frische und Knackigkeit die Art von Ernährung, die dem Körper alles gibt, was er braucht. Und die ihm vor allem nichts von den Stoffen einflößt, die er nur wieder mit großer Anstrengung als Schlacke, Müll oder sogar Gift entsorgen muss.

Für die enormen gesundheitlichen Vorteile pflanzlich-vollwertiger Kost gibt es zahlreiche Gründe. Einer ist sicher, dass sie die an Vitaminen, Mineralien, Antioxidantien und sekundären Pflanzenstoffen reichste Kost ist. So müssen wir uns tatsächlich nicht um die Veganer, sondern um die Mischköstler sorgen, die meist Mangel an Vitaminen, Flavonoiden, Carotinoiden und anderen sekundären Pflanzenstoffen leiden. Kaum ist beispielsweise eine Frau schwanger, wird Folsäure verabreicht, weil praktisch alle »Üblich-Esser« daran Mangel haben.

Trotzdem gibt es ein paar Punkte, die immer wieder in die Diskussion gebracht werden und hier gleich kurz behandelt seien.

Diskussionsstoff Kalzium

Leiden Veganer nicht an Kalziummangel? Eine häufige Frage. Die Antwort ist eindeutig: Nein. Denn Milch und Milchprodukte sind zwar kalziumreich, aber unter dem Strich Kalziumräuber. In Bezug auf Kalzium ist es tatsächlich mit Abstand das Wichtigste, Milch, Käse & Co. wegzulassen. Gemessen daran ist die Frage, wo Veganer ihr Kalzium herbekommen, sekundär. Da sie den Kalziumverlust durch Milch vermeiden, haben sie hier ein ungleich geringeres Problem als Mischköstler. Wer viel grünes Gemüse, aber auch Haselnüsse und Mandeln, Soja und Sesam isst, braucht sich nicht zu sorgen.

Diskussionsstoff B12

Hierzu ist ganz klar zu sagen: Eine über Monate oder Jahre gelebte vollwertige vegane Ernährung sollte durch Vitamin-B12-Gaben ergänzt werden. Eigentlich würde es reichen, alle drei bis fünf Jahre die B12-Speicher aufzufüllen. Aus meiner Sicht ist aber die tägliche Einnahme einer winzigen Menge des Tagesbedarfs der physio-logischere und daher angemessenere Weg.

Solange unsere Vorfahren die Nahrung nicht besonderen Hygienemaßnahmen wie akribischem Waschen unterzogen, war an den Oberflächen der Früchte und Pflanzen genügend von Bakterien produziertes B12. Tatsächlich haben viele über Jahre vegan lebende Menschen aus Indien erst, als sie nach England umzogen, B12-Mangel entwickelt.

Auch lebenslang vegan lebende Mönche in den Zen-Klöstern Kyotos haben ausreichend B12. Wahrscheinlich waschen sie ihre Nahrung nicht so extrem oder haben mit der Zeit einen anderen Stoffwechselweg entwickelt. Diesen Verdacht hatte ich auch bei mir selbst, als ich nach vier Jahren »Peace Food« ohne Einnahme von B12 immer noch gute Werte hatte. Da das aber unsicher ist und Mangelerscheinungen unangenehm sind, nehme und empfehle ich die Einnahme veganen Methylcobalmins ▸ **siehe Seite 123**.

Weitere Vitamine und Mineralien

Ansonsten braucht vegane Kost keine Nahrungsergänzung. Es ist geradezu absurd, dazu Vitamine oder Spurenelemente einzunehmen, da keine andere Kostform reicher daran ist. Auch die immer wieder erwähnten Stoffe Eisen, Zink und Vitamin B2 sind gar kein Problem und beispielsweise in Hülsenfrüchten und Vollkorngetreide ausreichend enthalten. Die Eisenaufnahme lässt sich durch zusätzliches Essen von Vitamin-C-Reichem wie Aprikosen und Zitrusfrüchten noch verbessern, durch Gemüse wie Feldsalat und Fenchel oder Sesam und getrocknete Datteln, denn Vitamin C begünstigt die Eisenverwertung. Insgesamt aber ist eine Eisenproblematik sowieso eher über die Ebene von »Krankheit als Symbol« zu lösen, indem sich Betroffene mit dem Aggressionsprinzip aussöhnen, das mit dem Eisen in enger Verbindung steht.

INFO

DIE BESTEN FETTE

Kaltgepresste Pflanzenöle liefern bestes Fett, das reich an verschiedenen ungesättigten, aber auch gesättigten Fettsäuren ist. Lange verkanntes Kokosöl, aber auch Olivenöl sind empfehlenswert. Die Angst vor Fett ist übertrieben. Unser Gehirn besteht zu 70 Prozent daraus und braucht daher gutes Fett. Auch wenn Quellen wie Nüsse und Samen leicht säuern, wird das durch die Basenflut der übrigen veganen Kost mehr als ausgeglichen. Walnüsse enthalten zudem ein gutes Omega-3 zu Omega-6-Verhältnis, Leinöl ist auch ideal.

Vitamin D, ebenfalls gern diskutiert, bekommen wir am besten über Sonnenbäder, wenigstens am Oberkörper alle drei Tage für 20 Minuten. Ansonsten ist es in Pilzen, vor allem Steinpilzen, und Meeresalgen enthalten. In Schlechtwettergebieten oder -zeiten empfiehlt sich die Einnahme.

Diskussionsstoff Eiweiß

Eiweiß ist ebenfalls ausreichend in veganer Kost enthalten, insbesondere in Hirse, Hülsenfrüchten, Vollkorngetreide, Soja und Lupinen. Mittlerweile gibt es einen veganen Ei-

weißriegel, der mehr Protein als ein gleich großes Stück Fleisch enthält und dabei noch richtig gut – natürlich nach Früchten – schmeckt. Dass die Schulmedizin Schweinefleisch als wertvollstes Eiweiß hinstellt, zeigt nur deren Denkfehler. Es sei menschlichem Eiweiß am ähnlichsten – aber nicht mal das stimmt, denn menschliches ist ihm natürlich noch viel ähnlicher.
Bevor wir nun auf solchen (Ab-)Wegen Menschenfresser werden, sollten wir uns klarmachen, dass es längst überholt ist, den Körper zu schonen. Wenn er sich aus einem breiten pflanzlichen Angebot die notwendigen Aminosäuren zusammensuchen muss, ist er wissenschaftlich nachweisbar am besten dran. Es macht ja auch keinen Sinn, Muskeln und Gehirn zu schonen – und das gilt ebenso für den Stoffwechsel. Pflanzliche Proteinquellen haben zudem den Vorteil, reich an Antioxidantien, sekundären Pflanzenstoffen und Vitaminen zu sein.
Insgesamt ist vegane Kost natürlich frei von Tierprotein, das sich als schädlich und gefährlich für die Gefäße, im Hinblick auf Krebsentwicklung, Knochenprobleme (Osteoporose), für das Immunsystem (Allergien, Autoimmunprobleme) und letztlich den ganzen Organismus erwiesen hat. Es fördert auch beiderlei Formen von Diabetes, Gicht und Rheuma und eine Vielzahl weiterer Zivilisationssymptome wie Demenz und Alzheimer. Obendrein stammen bei konventioneller Ernährung 80 Prozent der durch die Nahrung aufgenommenen Gifte einschließlich Dioxin aus Tiereiweiß. Wer sich rein pflanzlich ernährt und die Waren zudem aus kontrolliert biologischem Anbau bezieht, reduziert den Gifteintrag deutlich.

Ideal, auch zum Abnehmen

Eine vegane Ernährung – das hat sich mittlerweile nicht nur in Studien gezeigt, sondern wird millionenfach gelebt – versorgt uns mit allem Nötigen, macht uns fit, kraftvoll und unbeschwert. Vegane Kost erhöht obendrein – in harmlosen Studien an Tieren belegt – den Bewegungsdrang, was wiederum die zum Abnehmen empfohlenen Bewegungsprogramme unterstützt.

Alles fließt harmonisch

Das Weglassen von Milch(produkten) löst nicht nur die von diesen ausgelöste Verschleimung, sondern hält auch das Blut besser in Fluss. Die gefährliche Geldrollenform der roten Blutkörperchen wird behoben und man kann sich Blutverflüssiger auf Dauer ersparen, wenn man auch geistig-seelisch in Bewegung kommt. Hinzu kommt, dass Veganer mehr Lebensenergie aufnehmen, insbesondere wenn sie zu frischer Nahrung neigen und dazu, ihr Leben auch im übertragenen Sinn in Fluss zu halten.
Deutlich spüren sie auch das Nachlassen lästiger Ausdünstungen, wobei es bei Schweißfüßen etwas länger dauern kann, bis der Or-

ganismus diesen Entgiftungsweg nicht mehr nötig hat. Neben der Ausdünstung verändert sich auch die Ausstrahlung, was die verblüffend wachsende Zutraulichkeit von Tieren am raschesten zeigt. Aber auch mit Menschen wird der Kontakt mitfühlender.

Inder sagen, der gesunde Mensch rieche nach der zuletzt genossenen Frucht – und beziehen das nicht nur auf Knoblauch.

Gut für Psyche und Seele

Peace Food entlastet natürlich auch das Nervenkostüm und die Seele, da es die Angsthormone der Schlachttiere vermeidet, aber auch das im Qualfleisch mitschwingende, über ihr kurzes, beengtes Leben angesammelte Elend der Tiere. Vegane Kost lindert unsere Mitverantwortung für das Hungersterben in Entwicklungsländern und hilft unserer Umwelt wie keine andere Maßnahme – mehr darüber finden Sie unter anderem in »Peace Food«.

Zusätzlich unterstützt es – wie der Name andeutet – unsere seelische Entwicklung, indem es die Verwirklichung von innerem Frieden fördert und dadurch auch äußeren leichter möglich macht. Meditationen werden tiefer und erfüllender. Mit all dem könnte zusammenhängen, dass pflanzlich-vollwertige Ernährung auch Alterungsprozesse verlangsamt.

Von Natur aus basisch

Basisch essen, das ist eines der großen Schlagworte unserer Gegenwart. Das ist auch naheliegend in einer Zeit der Übersäuerung, die so sehr vom archetypisch männlichen Pol geprägt ist und uns ernährungsmäßig mit einer Überfülle an Fleisch (Aminosäuren), Fett (Fettsäuren) und Süßigkeiten, die säuernd wirken, geradezu überschwemmt. Die verschiedenen Formen des Basenfastens sollen Abhilfe schaffen, wenn die Folgen der Übersäuerung spürbar geworden sind: Bluthochdruck, Übergewicht, Herz-Kreislauf-Probleme und so weiter. Mit einer längerfristigen vegan-vollwertigen Ernährung brauchen Sie solche Kuren nicht, denn Sie essen bereits basisch.

Basenfasten

Dennoch ist das Basenfasten auch für uns hier das Stichwort. Fasten ist nämlich der perfekte Einstieg in die vegane Ernährungsweise. Sie werden noch einzelne Formen dieser reinigenden und verschlankenden Kuren kennenlernen. Basenfasten ist dabei ein so eigenartiger Ausdruck wie Smoothie-fasten, aber er hat sich für eine basenreiche Kost eingebürgert. Fasten meint eigentlich immer die Enthaltung von aller Nahrung. Aber auch wer Alkohol- oder Fernsehfasten durchführt, beabsichtigt, sich in dieser Zeit des Alkohols und Fernsehens zu enthalten. Insofern meint »Basenfasten« im Wortsinne eigentlich Säurefasten.

Wenn wir uns pflanzlich-vollwertig ernähren, ist das schon an sich eine Art Säurefasten, denn bis auf sehr wenige Pflanzen wie Chicorée wirken die meisten im Organismus basisch. Insofern sind alle noch zu beschreibenden veganen Fastenformen genau wie die alltägliche pflanzlich-vollwertige Ernährung generell basenbetonte Kost, die vor Säuren bewahrt und meist zu einer ordentlichen Gewichtsabnahme führt. Wenn nicht: an Glutensensibilität denken!

Weniger Kalorien, mehr Effekt

Der Abnehmeffekt ist noch steigerbar mit Gerichten, die viel hermachen, aber kalorienarm sind. Damit lässt sich ein lang gezogener Fasteneffekt erreichen, der zu einer allmählichen Abnahme in Richtung der persönlichen Idealfigur führt. Durch die Basenfülle ist solches »Fasten« angenehm. Es braucht keine ärztliche Begleitung, ist es doch »nur« die gesündere Ernährung. Sie begünstigt den eigenen Organismus und den der Erde. Pflanzlich-vollwertige Ernährung ist grundsätzlich basenreich und zur Gewichtsreduktion verwendet, ergibt sich daraus ein »Basenfasten«, das Säuren aus dem Körper befördert. Im Hinblick auf Kalorien ist auch das Essen größerer Mengen Gemüse gewichtsneutral, sofern diese natürlich fettarm zubereitet wurden.

TIPP

DIE FETTVERBRENNUNG ANHEIZEN

Beim Basenfasten und allgemein der veganen Ernährung helfen folgende Tricks zusätzlich beim Abnehmen:

- Viel Vitamin C, etwa aus Zitrusfrüchten oder Paprika, aufnehmen, es kurbelt die Fettverbrennung an.
- Kokosöl nehmen: Als mittelkettiges Fett fördert es die Verbrennung der langkettigen Fettsäuren.
- Den Fatburner Magnesium nutzen – er ist in Blattgrün, aber auch in Bananen reichlich vorhanden. Magnesium schützt obendrein die Nerven.
- Zur Ergänzung ein regelmäßiges Bewegungstraining im Sauerstoffgleichgewicht vornehmen – also gemäßigt wandern, Rad fahren oder walken. Gut fürs Gewicht und für die Stimmung.

PEACE FOOD – HEILUNG FÜR KÖRPER, SEELE UND DIE WELT

Wenn ich meine knapp 40 Arztjahre mit ihren entscheidenden Entdeckungen Revue passieren lasse, folgen auf die Psychosomatik von »Krankheit als Symbol« und den Verbundenen Atem ganz rasch Fasten und Peace Food.

Die pflanzlich-vollwertige Ernährung hat die ersten drei Errungenschaften ideal abgerundet. Durch Prof. Colin Campbell auf das Vegane gekommen, habe ich erlebt, wie Körper und Seele sich ergänzen, wenn wir es ihnen leicht machen.

Mit Patienten und Seminarteilnehmern erlebte ich, wie erhöhte prostataspezifische Antigenwerte (PSA-Werte) innerhalb von Monaten zur Norm zurückfanden, wie chronische Erkrankungen wie Rheuma und Diabetes II einfach verschwanden und sich nicht mal mithilfe der Schulmedizin normalisierbarer Blutdruck wieder beruhigte.

Wenn trotz vollwertig veganen Essens Übergewicht nicht herunterging, steckte oft Glutenempfindlichkeit dahinter. Kaum war der Getreidekleber aus dem Spiel, ließ sich das Idealgewicht realisieren. So wie Milch(produkte) uns verschleimen, verkleistert offenbar der (Weizen-)Kleber vielen die Figur. Aber da es so viele glutenfreie Getreide wie Hirse und Reis, Mais, Quinoa und Amaranth gibt, ist der Umstieg leicht.

Es macht mich heute als Arzt richtig glücklich, mit Peace Food ein in seinen Auswirkungen so breites, ja wundervolles therapeutisches Instrument zu haben. Es ist die gesündeste Antwort auf die – laut WHO – Volksseuchen der Zukunft: Übergewicht und Diabetes II.

WIN-WIN-SITUATIONEN

Pflanzlich-vollwertige Kost bietet nicht nur die ideale Vorbeugung gegen so viele Krankheitsbilder bis hin zu Allergien, Krebs oder Alzheimer. Es schützt auch die Menschen der Hungerländer, weil es verhindert, dass unsere Masttiere ihnen die Nahrung wegfuttern. Natürlich schützt es wie nichts sonst die Tiere und unsere und ihre Umwelt. Insofern hat mir noch keines meiner Bücher so große Freude gemacht wie »Peace Food« und seine Gefolgschaft an Kochbüchern. Von »Peace Food – Vegano Italiano« erhoffe ich mir die Verwirklichung eines großen Traumes, nämlich aus dem Vegantrend einen neuen Lebensstil zu machen.

Es gibt keinen Grund, die durch Peace Food eingesparte Aggression an Mischköstlern auszulassen, sondern im Gegenteil über die leichtere und geschmackvollere Ernährung und Art ein Feld gelassener Freude auszustrahlen. Die Mischköstler von heute sind die Peace-Food-Anhänger von morgen. Und schließlich waren wir doch (fast) alle mal Mischköstler. Peace Food ist eine Chance für uns alle und unsere Welt, denn der Titel ist Programm und Frieden ist möglich. Es braucht »nur« Mut und Kraft und ein »Feld ansteckender Gesundheit«, das zu bauen (m)ein Lebenstraum ist. »Herr, mach mich zu einem Werkzeug Deines Friedens« ist der Beginn meines Lieblingsgebetes von meinem Lieblingsheiligen Franz von Assisi.

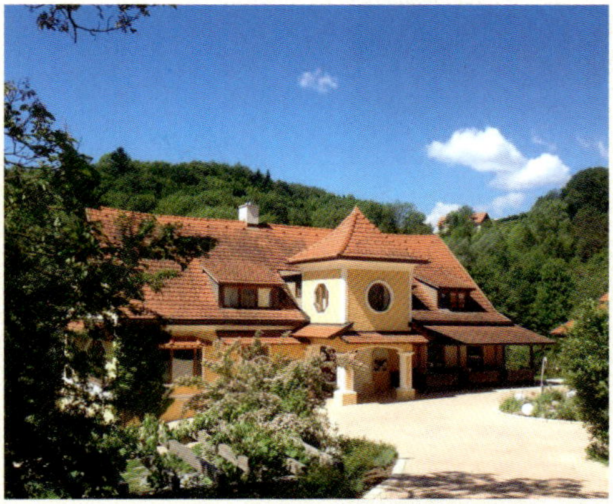

Das Zentrum TamanGa mit Gemüse aus eigenem Bio-Anbau – mein persönlicher Traum.

ZUM FRIEDEN WACHSEN

Wenn Menschen gesunden, ist das für jeden und besonders für den Arzt wundervoll. Wenn sie dabei noch wachsen, ist das noch berührender, und wenn sie zum Frieden, ihrem eigenen inneren, hin wachsen und dabei den äußeren befördern, ist das die Erfüllung. Peace Food kann uns Frieden bringen, natürlich nicht über den Darm allein, aber von daher kann der Anstoß kommen. Wir erleben in TamanGa, unserem Seminarzentrum, wie diese sensible Ernährung uns mit den Tieren und Pflanzen und natürlich den Menschen in friedlicher Weise verbindet. Allerdings ist vom Schatten-Therapeuten in mir anzumerken: Wer über die Ernährung so stark auf Frieden und Versöhnung setzt, der muss das Aggressionsprinzip anderswo leben. Da bieten sich Mut und Energie, Kraft und Entscheidungsfreude an. Sich entscheiden heißt, das Schwert aus der Scheide ziehen und loslegen, mit frischem Schwung für ein geschmackvolleres gesünderes Leben.

TAMANGA

Das Seminarzentrum in der Südsteiermark ist der natürliche Ort für Peace Food, wie geschaffen für Fastenkurse und pflanzlich-vollwertige Ernährung. Damit haben wir uns einen Traum erfüllt, den wir gern weitergeben. Hier verwirklicht sich das Geheimnis der Lebensenergie, die Frische, im Lichtreichtum der Lebensmittel. Zurück zur Natur war für mich immer wichtig und ich bin dankbar, dem hier so nahezukommen.

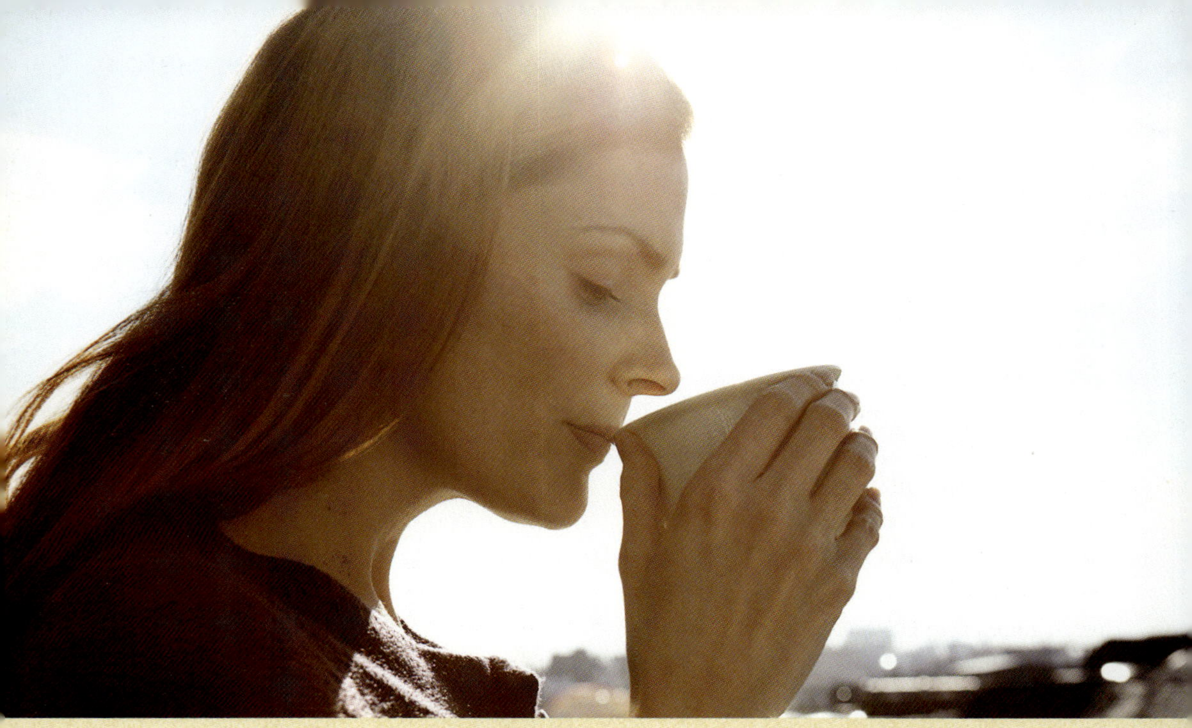

FASTENKUREN ALS EINSTIEG

Nach 45 Jahren regelmäßigen Fastens, 35 Jahren Betreuung von Fastenseminaren, 45 Jahren vegetarischen und fünf Jahren veganen Lebens ist der Arzt in mir immer noch begeistert und überrascht von den gesundheitlichen Wirkungen beider Wege – und besonders ihrer Kombination. Zudem hat mich sogar die Schulmedizin jetzt noch positiv überrascht, indem sie spät, aber doch das Fasten für sich entdeckte.

Wissenschaftlich fundiert

Russische Forscher haben jahrzehntelang damit gearbeitet und ganz erstaunliche Erfolge erzielt. Ausgerechnet für die beiden Bereiche, in denen sogar der Altmeister und Vater des modernen Fastens, Otto Buchinger, zurückhaltend war, bei Psychosen und Krebs, hat die Schulmedizin jetzt diese alte wundervolle Methode neu entdeckt. Bei

Geisteskrankheiten erlebten russische Ärzte mit langen Fastenzeiten außerordentliche Heilungen bei ihren Patienten.

Unterstützend bei Krebs

US-Forscher rückten den anderen Tabubereich in neues Licht: Fasten als Krebstherapie. Vier Jahrzehnte musste ich mir anhören, wie Schulmediziner gegen das Fasten wetterten – und jetzt belegen sie wissenschaftlich, was Fastenärzte längst wussten: Fasten stärkt gesunde und schädigt kranke Zellen. Was US-Forscher wissenschaftlich belegten, propagieren nun US-Mediziner: Fasten bei Chemotherapie, weil die Zellgifte so ungleich besser angreifen und die Nebenwirkungen viel geringer ausfallen.

Power, auch fürs Immunsystem

Wie abwehrstark und robust gesunde Zellen beim Fasten gegen äußere Bedrohungen sind, verriet immer die Tatsache, dass man sich fastend kaum anstecken kann. Tiere im Winterschlaf, in dem sie natürlich fasten, sind völlig immun gegen alle möglichen sonst bedrohlichen Erreger. Wie sehr andererseits Fasten kranke Zellen schwächt, verrät die Erfahrung, wie viele Krankheitsbilder dabei verschwinden oder sich stark bessern. Hildegard von Bingen, die große Ahnfrau der Medizin, 2012 heiliggesprochen und zur Gesundheitslehrerin der Kirche erklärt, wusste bereits, dass es von den ihr bekannten 35 Krankheitsbildern 29 günstig beeinflusste und nur eine verschlechterte, die Hybris oder Arroganz. Hildegard ging es schon um die spirituelle Dimension des Fastens, die wir erst heute wiederentdecken, wenn wir erleben, wie Fasten Meditationen vertieft und die Sinnfindung fördert.

Kleine Fastengeschichte

Unseren frühen Vorfahren war Fasten wahrscheinlich immer vertraut, schlicht weil ihnen im Frühling die Nahrung ausging, was die Religionen für ihre Fastenzeiten nutzten. So steckt uns die Erfahrung des Fastens seit Jahrtausenden in den Genen. Heute ist Luxus(essen) zum Problem geworden, und das war es für die wenigen (Kirchen-)Fürsten immer. Nicht zufällig war vom Gichtkabinett Friedrichs des Großen die Rede. Mit üppigen, aufwendigen Speisen haben Menschen in der Evolution mehrheitlich keine Erfahrung sammeln können – und heute erkranken daran Millionen. Am Fasten aber genesen inzwischen Millionen, schlicht und einfach durch Verzicht auf Essen und die ans Wundervolle grenzenden heilsamen Umstellungen, die der Körper dann in Eigenregie vornimmt.

Weniger ist mehr, das ahnten wir schon lange, aber dass Nichts eine Lösung ist, war Schulmedizinern neu. Dabei hatten sie beim künstlichen Koma bereits erlebt, wie Heilschlaf selbst verfahrenste Situationen noch retten kann – durch Nichtsmachen.

Christliches »Fasten«

Die christliche Kirche kann uns durch ihren Umgang mit der eigenen Fastentradition viel lehren. Ursprünglich fasteten Christen 40 Tage auf den Spuren von Moses, Johannes dem Täufer und Christus, um spirituelle Erfahrungen zu machen und zu sich und Gott zu finden.

Dann aber beschränkte man es, wohl um an Attraktivität zu gewinnen, auf die Klöster. Diese entdeckten 1054 im Kloster Weihenstephan das nahrhafte Bier, um sich die Fastenzeit zu erleichtern. Später kreierten die Mönche besonderes Fasten- oder Starkbier mit mehr Kalorien und Alkohol. Bis heute beginnt in München mit der Fastenzeit auch die des Starkbiers: mit dem Anstich des Salvators am Aschermittwoch – auf dass der Heiland aus dem Bierfass fließt. Von beiden beschwingt beschlossen kreative Mönche, Fasten hieße nur Fleischverzicht, und entwickelten hochkalorische Fasten- oder Mehlspeisen, die sich einerseits bis heute großer Beliebtheit erfreuen und andererseits das Übergewicht erhöhen.

Nun war der Bann gebrochen. Gut genährt und vom Bier beschwipst ließ man bald Fisch als Fastenspeise zu und schließlich alles, was schwimmt – das Aus für die bayrischen Biber. Was übrig blieb, war Fleischverzicht am Karfreitag. Wer aber an einem Tag im Jahr statt fettem Schweinebraten ebensolchen Karpfen speist, kann weder mit gesundheitlichen noch geistlichen Fortschritten rechnen. Diese Entwicklung müssen wir heute rückgängig machen, um uns die spirituellen und gesundheitlichen Dimensionen des Fastens neu zu erschließen.

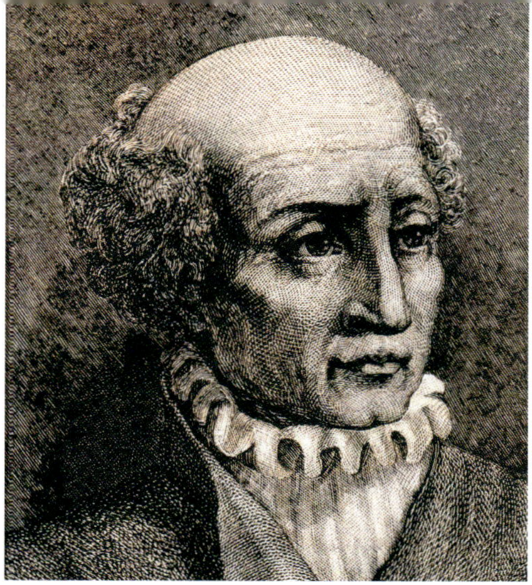
Paracelsus, der große Gelehrte des 16. Jahrhunderts, war seiner Zeit weit voraus.

Fasten: Nil nocere – vor allem nicht schaden

Dass Nichts immer besser ist als Falsches, drückten unsere ärztlichen Vorfahren mit ihrem Motto »nil nocere« (»vor allem nicht schaden«) aus. Nichtstun bedeutet aus ärztlicher Sicht, dem Organismus, seinem »inneren Arzt« oder Archeus, wie der große Gelehrte Paracelsus ihn nannte, die Heilung zu überlassen. Das passt zur ebenso alten wie bewährten Erkenntnis: »medicus curat, natura sanat« – der Arzt pflegt, die Natur heilt. Wir müssen sie nur lassen – und genau das tun wir beim Fasten.

Das Haus der Seele putzen

Nichts essen und viel trinken, das stellt den Organismus komplett von Außenversorgung auf Loslassen um. Alte Baustellen werden auf der Suche nach Verwertbarem einer Revision unterzogen und lange liegen gebliebene Reparaturen kommen in Gang.
Tatsächlich ist der Körper das Haus der Seele. Zur Zeit der Empfängnis von ihr in Besitz genommen, ist er ihre Basis und das Instrument, über das sie sich ausdrückt.

> »Lasst uns gut sein zum Körper, damit die Seele gern in ihm wohne.«
>
> TERESA VON AVILA

Das Ansammeln …

Während unserer Lebenszeit sammeln sich aber Dinge in unserem Haus an, mit denen Seele und Körper nicht fertigwurden, von Problemen über Schlacken bis zu Giften. Sie bilden Ablagerungen und Knoten im Gewebe und entsprechen unerledigten Geschäften und Knoten der Seele. Krankheitssymptome sind körperlicher Ausdruck seelischer Themen, letztlich Symbole wie in »Krankheit als Chance« dargestellt. Wenn sich beim Fasten Knoten im Gewebe lösen, lassen sich auch ungelöste seelische Probleme leichter aufheben und bearbeiten. Insofern ist Fasten immer auch Psycho- oder Seelentherapie und das einfachste mir bekannte Mittel, die Seele zu befreien und den Geist zu klären.
Essen und Trinken hält Leib und Seele zusammen, weiß der Volksmund. Hören wir auf zu essen, entfernen sich beide ein wenig voneinander und die Seele kann wahrnehmen, dass sie im Körper lebt, ohne Körper zu sein. So haben alle großen Religionen das Fasten genutzt, um Entwicklung und Befreiung in Gang zu bringen. Fasten ist somit viel zu wertvoll, um zur »Nulldiät« degradiert zu werden. Dabei bleibt es weit hinter seinen eigentlichen Möglichkeiten zurück, könnte es doch über seinen Einfluss auf Geist und Seele zur umfassenden Therapie unseres ganzen Wesens werden.

… und das Loslassen

In der umgekehrten Reihenfolge, wie ins Körper- und Seelenhaus Unbewältigtes eingelagert wurde, wird es fastend abgebaut. Zuletzt Eingelagertes kommt zuerst ans Licht – seelisch wie körperlich. Eigentlich steht beim Fasten mehr Energie als sonst zur Verfügung, was viele als »Fasteneuphorie« erleben. Sie fühlen sich zum Bäume-Ausreißen. Denn Fastende sparen sich die Verdauungsarbeit, die von der aufgenommenen Energie sogleich ein Viertel verbraucht. Mit diesem Plus wird beim Fasten saniert.

INFO

ENERGIE ZUM RENOVIEREN

Errechnet man die Energiebilanz für eine Woche mit vier Kilo Gewichtsverlust, ergibt sich folgendes Bild: Ein Kilo als Wasserverlust abgezogen, bleiben drei Kilo abgebautes Fett. Jedes Gramm hat einen Brennwert von gut neun Kilokalorien. Insgesamt standen also für sieben Tage (3 000 g x 9 kcal) 27 000 kcal zur Verfügung, was pro Tag fast 4 000 kcal ergibt. Damit lässt sich gut leben und aufräumen, ja renovieren. Und genau das macht der Organismus beim Fasten. Wer sich nicht zum Bäume-Ausreißen fühlt, kann froh sein, denn es geschieht etwas Wichtigeres in seinem Körper- und Seelenhaus, vielleicht die Ausrichtung an eine neue Wirklichkeit, einen neuen Lebensstil.

Der breite Trampelpfad der Gewohnheit

Wie jeder Großputz ist Fasten nicht nur angenehm, oft gibt es ziemlich viel um- und aufzuräumen. Der Körper, Franz von Assisis »Bruder Esel«, stellt sich anfangs oft stur und lehnt den neuen ungewohnten Fastenmodus ab. Wenn er es nicht gewohnt ist, dass sich sein(e) Besitzer(in) gegen ihn durchsetzt, bockt er und setzt weiter im alten Stil auf Außenversorgung. Im Darm findet er aber nicht mehr viel, nur die ballaststoffreichen Reste des letzten Apfels. Diesen im Sinne eines kleinen Rituals bewusst zum Abschied von der alten Zeit zu essen, hat sich sehr bewährt. Das sorgt geistig-seelisch für die richtige Einstellung.

Am besten bekommt es uns, wenn wir Bruder Esel, unseren so verlässlichen und robusten Körper, liebevoll begleiten, ihm den Übergang ins Fasten mit Ritualen erleichtern und uns bewusst sind, dass er etwas stur, dafür aber ungemein belastbar und durchaus entwicklungsfähig ist.

Die Kraft der Rituale

Rituale sind ungleich wirksamer, als wir heute meist glauben. Inzwischen weiß die Medizin durch die Placeboforschung, dass es praktisch egal ist, ob man eine Knieoperation wirklich durchführt oder das Operationsritual nur geschickt vortäuscht. Die Ergebnisse sind identisch. Also nehmen Sie sich beispielsweise beim klassischen Fasten Zeit für den letzten Apfel, es wird – in diesem Fall – die Versuchung beenden. Ihn rituell zu putzen und mit allen guten Wünschen für die Fastenzeit aufzuladen, kann viel bringen. Genaue Informationen und detaillierte Anregungen zum Ablauf der Fastenzeit – welche Form auch immer Sie wählen – finden Sie in den folgenden Kapiteln.

Das vegane Fasten

Eine Fastenwoche ist der ideale Einstieg in ein neues Leben voller Gesundheit, Lebensenergie und -freude. Nichts lässt uns so leicht mit Süchten und ihrem Entzug fertigwerden wie Fasten, und so ist es der beste Einstieg in den Umstieg in ein neues Lebensgefühl und einen entsprechend vitalen Lebensstil. Die Form des Fastens ist dabei variabel, es muss nicht immer Nullfasten sein, wie Sie noch genauer erfahren werden. Fasten und Peace Food ist die ideale Kombination. Beide möchte ich heute weder in meinem eigenen Leben missen noch bei der Ausübung der Heilkunde. Beide in diesem Buch zu verbinden und vielen Menschen ans Herz zu legen, um sich geradezu einen neuen Körper und ein neues Leben zu erschaffen, beglückt mich zutiefst.

Die beiden Aspekte zu kombinieren, bringt einen Quantensprung. Krankheitsbilder, die Millionen betreffen, wie Bluthochdruck, Rheuma und Diabetes II, sind allein mit dieser Kombination fast immer in den Griff zu bekommen. Bringen wir noch die ganzheitliche Psychosomatik mit ins Spiel, ist diese »Trinität« für den Arzt in mir wirklich beglückend. Und dies hoffentlich bald auch für Sie in Ihrem persönlichen Erleben.

INFO

GANZHEITLICH ZUM IDEALGEWICHT

Die vegane Ernährung ist perfekt geeignet, um das Idealgewicht zu verwirklichen, und Fastenkuren können die Initialzündung dafür sein. Gerade das Smoothie-Fasten oder die pflanzlichen Fastenmenüs regen eine Basenflut an, die die durchs Abnehmen entstehende Säurebildung spielend neutralisiert. Mögliche Symptome wie schmerzende Gelenke bessern sich schnell. Osteoporose ebenfalls, was sich nur nicht so rasch zeigt. Aber geradezu euphorisierend wirkt sich – bei fast allen Damen – die Auswirkung aufs Bindegewebe aus. Cellulite wird durch Übersäuerung und Blockaden im Gewebe verstärkt. Löst sich die Säure, wird es straffer.

Im ganzheitlichen Sinne kann das Abnehmen sehr gut von der Seelenebene aus unterstützt werden, beispielsweise mit dem von mir erarbeiteten CD-Programm »Mein Idealgewicht«. Wenn Körper und Seele Hand in Hand gehen, klappt alles noch einmal so gut. Ihr eigenes Figur-Idealbild finden Sie umso leichter mit der CD »Selbstbild«.

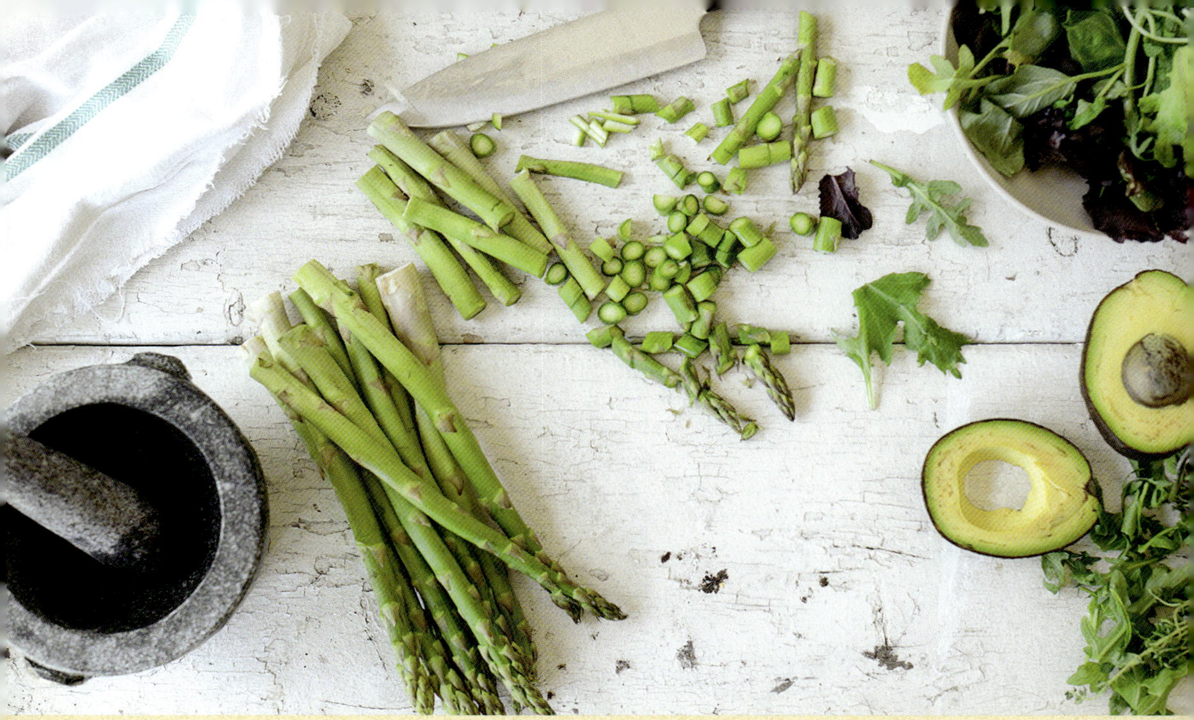

DIE VIELEN VARIANTEN VEGANER FASTENKUREN

Gleichgültig wie wir vegan definieren, ob als Weglassen aller tierischen Produkte oder positiv als Aufnahme rein pflanzlicher und damit überwiegend basischer Kost, Fasten erfüllt beide Kriterien. Natürlich nehmen wir dabei nichts Tierisches zu uns und was wir an Kräutertees, Säften, Smoothies oder Gemüsesud trinken, ist pflanzlich und basisch. Ebenso bei den Formen des veganen Fastens, bei denen wir Suppe oder sogar Fastenmenüs verspeisen. All diese Varianten werden Ihnen hier so vorgestellt, dass Sie sie selbst anwenden können. Ab Seite 50 finden Sie zudem drei Pläne für Kuren.

Klassisches Fasten

Diese reine Fastenform geht in der heute meist angewandten Weise auf den Arzt Otto Buchinger zurück, der sie im 20. Jahrhundert entwickelte und in Kliniken anbot. Seine erstaunlichen Heilerfolge fanden schnell Nachahmer, wie Dr. Hellmut Lützner, der mit »Wie neugeboren durch Fasten« in meiner Studienzeit eine richtige Fastenwelle auslöste und bei dem ich auch eine Fastenzeit erlebte. Die Grundidee ist ganz einfach, dem Körper über Tage oder sogar Wochen keine feste Nahrung, sondern nur Wasser, Tee und Gemüsesud zuzuführen, um ihm so die Gelegenheit zu geben, sich zu reinigen und zu regenerieren.

Reines Fasten bedeutet, auf alles zu verzichten, um alles zu gewinnen.

Der Vorteil reinen Fastens ist die komplette Umstellung des Körpers auf Eigenversorgung, was vor allem im Hinblick auf den Anstoß von Heilungsprozessen wichtig ist. Wer daher zur Sanierung von Herzproblemen, Bluthochdruck, Diabetes, Rheuma, Allergien oder Autoimmunerkrankungen fastet, sollte unbedingt diese komplette Umstellung des Organismus ins Auge fassen. Ab Seite 50 finden Sie einen Wochenplan für eine reine Fastenkur, die sich auch sehr gut als Einstieg in den Umstieg zur veganen Ernährung eignet.

Smoothie-Fasten

Ganz so rein muss das Fasten aber nicht sein. Es gibt viele andere Wege, sich ebenso viel oder zumindest annähernd so viel Gutes zu tun. Selbst in unseren an die Zen-Tradition angelehnten strengsten Fastenkursen »Fasten – Schweigen – Meditieren« haben wir begonnen, morgens einen grünen Smoothie einzubauen, was viele Vorteile mit sich bringt. Zwar bräuchte es bei einem neuntägigen Fasten keine Vitamin- und Mineralienzufuhr, aber sie ist über grüne Smoothies angenehm und kalorisch nicht relevant. Die Stimmungsaufhellung durch das schaumig-lockere Getränk ist beim Fasten besonders deutlich, wie übrigens auch die Wirkung der ebenfalls pflanzlich-vollwertigen »Take me – Glücksnahrung« ▸ **siehe Seite 123** zur Sicherstellung eines ausreichend hohen Serotoninspiegels.

Fasten plus

Zwei Smoothies am Tag stören all die Vorteile des Fastens nicht und bringen eine wohltuende basische Komponente ins Spiel, die nicht nur die beim Entgiften freigesetzte Säureflut abfängt, sondern auch sehr gut schmeckt. Zusätzlich bringen die Smoothies einen erfrischenden Effekt ins Fasten, der weit über den Moment des Genusses hinausgeht. Es ist die pure Lebensenergie, die wir mit der gemixten Fülle an Obst und Blattgrün aufnehmen.

TIPP

BEIM MIXER NICHT SPAREN

Bei den Smoothies hat es sich bewährt, durch Variation der Zutaten zur Abwechslung auch mal eine andere Farbe ins Spiel (des Lebens) zu bringen. Unbedingt ist aus geschmacklichen und inhaltlichen Gründen darauf zu achten, bei den Mixern keine Kompromisse zu machen. Es braucht für den weichen, schaumigen, so ungemein angenehmen Effekt tatsächlich sehr schnell drehende Geräte zwischen 300 und 700 Euro. Es sollten keine als Stückchen oder Klümpchen empfundenen Bestandteile im Mix bleiben und die Pflanzen müssen bis auf Zellniveau aufgeschlossen werden. Das erhöht auch die Verträglichkeit.

Insgesamt hat es sich bei allen Ernährungsmaßnahmen und Kostumstellungen absolut bewährt, neben dem Gesundheitsaspekt auch den Geschmacksaspekt zu beachten – auch das spricht für die Investition in ein gutes Gerät. Es macht den Unterschied aus, der auch zwischen Mousse au chocolat und altem Schokoladenpudding mit Klümpchen besteht. Und der ist eindeutig, oder?

Nach den Erfahrungen der letzten Jahrzehnte ist die komplette Umstellung des Organismus auf Selbstversorgung und damit der Impuls, alte Baustellen wo auch immer im weiten Körperland zu sanieren und Depots zu mobilisieren, kombiniert mit der Zufuhr frischer Lebenskraft ein zauberhafter Synergieeffekt, der sich medizinisch wundervoll nutzen lässt. Verbunden mit der Garantie von ausreichend Mikronährstoffen erreicht das Fasten so eine Leichtigkeit und trotzdem eine ganz neuartige Wirkungstiefe, die einfach nur guttut. Obendrein tritt der Verzichtsaspekt zugunsten von purem Genuss zurück. Ab Seite 54 finden Sie alles, was Sie für eine Woche Smoothie-Fasten brauchen. Drei leckere Smoothies können Sie dabei pro Tag zu sich nehmen.

Lebensfrische

Idealerweise verwendet man für Smoothies gerade erst geerntete Gemüsepflanzen und Kräuter, dazu gutes, vollreifes Obst für die Geschmacksaufwertung. Bei uns in Taman-Ga kommen die Kräuter und Gemüse in weniger als einer Stunde in Smoothies verwandelt auf den Tisch. Das Konzept der Lebenskraft ist für mein Gefühl in der Medizin bislang viel zu wenig erforscht und selbst in der Komplementärmedizin zu gering ge-

schätzt. Erleben kann den beschriebenen Lebenskrafteffekt aber jeder.
Ähnlich fällt der Test zwischen besten Flaschensäften und frisch gepressten aus. Seit Jahrzehnten verwende ich in unseren Fastenkursen nur beste Produkte wie Tees von Sonnentor und Säfte von Voelkel aus dem Biobereich. Trotzdem ist der Unterschied zu im eigenen Garten gepflückten Kräutern und frisch gepressten Säften unverkennbar. Frische Säfte oder heute eben Smoothies werden zu einem Tageshöhepunkt. Ob das wirklich am Chlorophyll, dem grünen Pflanzenblut, und seiner Beziehung zu unserem Blut und unserer Lebensenergie liegt, ist wissenschaftlich ungeklärt, aber spürbar ist diese Lebenskraft allemal.

Schonende Entgiftungshilfe

Diese Art des Fastens hat für viele auch noch den Vorteil, dass die Smoothies im Zusammenhang mit viel gutem Wasser die Verdauung in Gang halten und so oftmals weder Einläufe noch andere Nachhilfe notwendig sind. Smoothies sind ballaststoff-, basen- und flüssigkeitsreich und halten meist allein schon den Darm in Schwung. Tatsächlich ist Darmreinigung beim Fasten unverzichtbar, damit es nicht zu Rückvergiftungen aus dem eigenen Körper kommt, der ja jetzt alles Alte und Unverbrauchte aus den Zellen löst und nach draußen zu befördern sucht. Die Darmreinigung über Getränke ist natürlich der eleganteste und in diesem Fall auch gesündeste Weg. Der Stuhlgangeffekt lässt sich alternativ zum Smoothie-Genuss auch durch naturtrüben, mit Leitungswasser verdünnten Apfelsaft erreichen. Pflaumensaft wird von einigen ebenfalls gern für diesen Zweck getrunken.
Smoothies übrigens ersetzen auch den Entlastungstag als Einstieg ins Fasten und sogar der typische letzte Apfel wird im besten Sinne durch Smoothies überflüssig.

Ideal zum Abnehmen

Wer das Smoothie-Programm weiter ausbauen will von zwei auf drei Portionen morgens, mittags und abends, kann bei entsprechender Verdünnung und unter Verzicht auf fettreiche Bestandteile wie Avocados oder Nüsse und eine Reduzierung des kalorienintensiven Bananenanteils sogar noch im Vollfasten-Modus bleiben. Damit wären dann

> **TIPP**
>
> **ANGENEHM ERFRISCHEND**
>
> Der Chlorophyll-Reichtum eines grünen Smoothies reduziert den häufig lästigen Mundgeruch beim Fasten, ein an sich harmloses Zeichen der Entgiftung. Der Powerdrink tut dies sogar deutlich wirksamer als wiederholtes Zähneputzen oder Mundspülungen mit Zitronenwasser.

immer noch die medizinischen Vorteile der kompletten Umstellung zu haben, die natürlich auch eine entsprechend deutliche Gewichtsabnahme einschließen.
Im Aufbau von der Fastenzeit in Richtung Alltagsernährung geht es dann genau umgekehrt darum, mehr Kalorien in den Smoothies unterzubringen. Avocados und Bananen sind plötzlich erste Wahl. Auf Dauer ist das immer noch eine gute Methode abzunehmen, die langsamer und damit aber auch organischer vonstattengeht als viele andere Diäten, obendrein basenlastig ist und somit angenehm verläuft. Wer fünf bis sechs gehaltvolle Smoothies am Tag zu sich nimmt, kann die Zubereitung zwischen gering-, mittel- und hochkalorisch variieren. So lässt sich auch mit dieser Methode entspannt Richtung Idealgewicht gehen.
Diese »Smoothie-Methode« ist vergleichsweise einfach und preiswert, ist der Mixer erst mal vorhanden. Vor allem aber ist dieser Weg geschmacklich interessant. Wer mit den Grundstoffen erfinderisch umgeht, kommt zu einer an Lebenskraft reichen, wohlschmeckenden Flüssignahrung, die basisch und roh ist und damit gesundheitlich verblüffend viele Vorteile in sich vereint. So lässt sich beliebig lange sehr gut leben und fasten. Rezeptideen gibt es ab Seite 57.

INFO

ALLES DRIN, WAS WIR BRAUCHEN

Die Smoothie-Ernährung ist tatsächlich eine sehr sichere Form der Rohkost, ohne die Gefahr eines Missverhältnisses von Omega-3- zu Omega-6-Fettsäuren. Idealerweise liegt das Verhältnis bei 1:2 oder 1:3. In der normalen Mischkost, aber auch in einer luxuriösen Rohkost mit viel Nüssen und gekeimten Körnern kann es auf 1:10 und sogar 1:20 entgleisen. Durch die Fülle grüner Blätter und Kräuter im Smoothie sind solche Probleme praktisch ausgeschlossen. Smoothies enthalten alle Makro- und Mikronährstoffe, die wir benötigen. Es gilt lediglich, die bei aller pflanzlich-vollwertigen Kost notwendige Einnahme von Vitamin B12 zu beachten ▸ **siehe Seite 9.**

Gesundes Darmtraining

Obendrein hat diese Fastenform in ihrer Konsistenz noch die Qualität von Magenschonkost. Allerdings handelt es sich natürlich um Rohkost, die manchen Schwierigkeiten macht. Aber gerade der Weg über Smoothies, die ja bereits intensivst »vorgekaut« sind, ist eine gute Möglichkeit, den Darm daran zu gewöhnen. Tatsächlich müsste ein gesunder Verdauungstrakt natürlich Rohkost vertragen – und auf dem Weg der Heilung lernt er es meist wieder.

Alltagstauglich abnehmen

Obendrein ist bei Smoothie-Kost die Aufrechterhaltung eines normalen Alltags ganz leicht möglich. Es ist so einfach, sich morgens die Ernährung auch gleich für mittags zubereiten zu lassen, natürlich vom Butler beziehungsweise Smoother. Er mischt alles Notwendige auf geniale Art zusammen. Und das Essen ist nicht nur – und nach Wunsch gleich für zwei Mahlzeiten – rasch zubereitet, es ist auch rasch genossen. Dabei belastet es unseren Organismus überhaupt nicht. Ganz im Gegensatz zu den modernen Schlingzeiten in Stehimbissen oder Schnellfutterplätzen, mal ganz abgesehen von der erbärmlichen Qualität des dort üblicherweise erhältlichen Fast Food.

Allerdings würde ich hier gern an den großen Ernährungslehrer Max Otto Bruker erinnern, der zu Recht davor warnte, unverdünnte Fruchtsäfte hinunterzuschütten. Natürlich ist es nicht physio-logisch, sich zehn Orangen in zehn Sekunden einzuverleiben. Genauso ist es nicht sinnvoll, sich das ganze Mittagessen in Gestalt eines Smoothies in einem großen langen Zug hinter die Binde zu kippen.

Es ist viel natürlicher, es schluckweise zu genießen, während man vielleicht etwas Schönes, auch Geist und Seele Nährendes liest. Außerdem lässt sich mit einem so einfachen und unkomplizierten Mahl spielend noch die Zeit für den Mittagsschlaf rausholen oder noch besser für eine Tiefenentspannung zu einem persönlich anstehenden Thema ▸ **siehe Seite 123**. Vorzugsweise lässt sich eine Portion des Mittagssmoothie davor, die andere danach genießen.

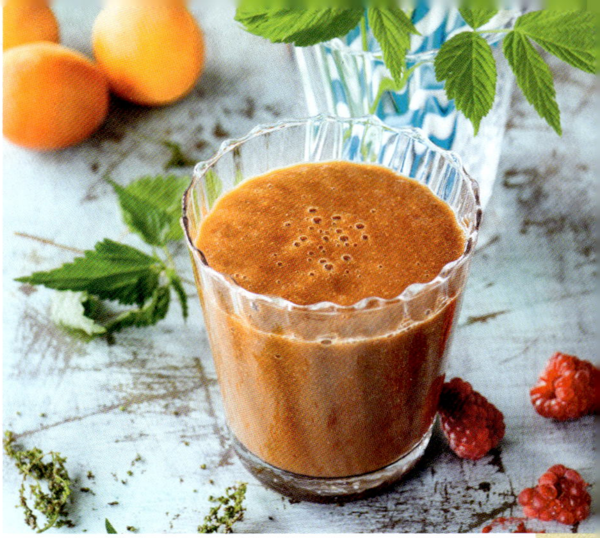

So lecker leuchtet der Smoothie Rote Gaumenfreude. Das Rezept steht auf Seite 61.

Der Schatten des Ideals

Abnehmen mit Smoothies – das klingt ideal, so wie all die Angebote dieses Buches. Doch wo Licht ist, ist auch Schatten. Wer auf diese Weise nicht abnimmt, kann sicher sein, ein Stoffwechselproblem, etwa mit einer heruntergefahrenen Schilddrüsenleistung, und/oder ein seelisches Thema hinter seinem Übergewicht zu haben. Das Stoffwechselthema lässt sich über regelmäßige Bewegung im Sauerstoffgleichgewicht bessern, das Seelische über entsprechende Schattenarbeit. Wer ein dickes Fell im Sinne eines Schutzpanzers braucht, sich einmal auf Kummerspeck festgelegt oder Belohnungsessen eingeführt hat oder einem anderen seelischen Zwang gehorcht, sollte dem unbedingt nachgehen. Gegen einen innerlich verstellten Gewichtsregler mit Kuren und Konzepten anzukämpfen, ist auf die Dauer weder zielführend noch sinnvoll. Ich empfehle hier noch einmal das CD-Programm »Mein Idealgewicht« ▸ siehe Seite 123.

Ein weiterer Schattenaspekt ist das Herausfallen aus jedem sozialen Essensgefüge. Natürlich kann man immer seinen Smoothie mitnehmen und sich trinkend dazusetzen. Würde man aber irgendwo wieder mitessen wollen, müsste das sehr vorsichtig geschehen und alle Nahrung annähernd bis auf Smoothie-Niveau gekaut werden. Das aber braucht Zeit und wirklich gutes Kauen. Alles andere könnte sensible, auf Flüssignahrung umgestellte Körper schon überfordern.

Doch die Vorteile dieser gesunden Weise abzunehmen überwiegen bei Weitem.

Kalorienarme Fastenmenüs

Kommen wir zu einer weiteren Möglichkeit, vegan zu kuren, um dabei Pfunde zu verlieren und Gesundheit zu gewinnen. Wer nämlich bei Peace Food weitgehend auf Fette verzichtet – in den Pflanzen selbst ist immer noch genug Öl, sodass kein Mangel entsteht –, erleichtert nicht nur sein Gewicht, sondern auch die Arbeit seines Herz-Kreislauf-Systems. Caldwell Esselsstyn, berühmter US-Chirurg, konnte mit Röntgenbildern eindrucksvoll belegen, wie solche Kost sogar bereits verschlossene Herzkranzgefäße wieder öffnete. Insofern ist veganes Fasten auch die ideale Ernährung für alle Bluthochdruck-, Herz- und Schlaganfallpatienten und diejenigen, die derlei vermeiden wollen. Wer allerdings eher Probleme mit dem Gehirn hat in Richtung neurodegenerativer Symptomatiken, braucht viel gutes Fett, immerhin besteht das Gehirn auch vor allem daraus. Kokosfett ist eine gute Wahl.

WICHTIG

FASTEN BEI NAHRUNGSMITTEL-UNVERTRÄGLICHKEITEN

Offenbar sind viele heute nicht mehr in der Lage, die ständige vielfach gemischte Kost zu verdauen. Dann sind einzelne Obsttage bekömmlicher als Obstsalat und ein sehr einfaches, fast eintöniges Ernährungsregime kann helfen. Natürlich ist es ratsam, nicht verträgliche Dinge zu meiden. Insgesamt bewähren sich einfache, regionale und saisonale Speisen wie in uralten Zeiten. Da wurde, wenn der Wirsing reif war, Wirsing gegessen, bis etwas anderes reif wurde. Eine Rückkehr zu dieser Einfachheit kann sehr entlastend und heilsam wirken.

Genussvolle Kurmöglichkeit

Mit pflanzlich-vollwertiger Kost ist es leicht, unter 1000 kcal pro Tag zu bleiben und trotzdem wohltuend zu essen. Satt werden und dabei abnehmen, es ist also möglich, wie auch das Sieben-Tage-Programm mit köstlichen Kreationen von Haubenköchin Dorothea Neumayr ab Seite 64 zeigt. Drei Mahlzeiten am Tag – so voll im Genuss, dass wir sie Menüs nennen, auch wenn sie jeweils nur einen Gang beinhalten. Ihren Schwerpunkt machen basenbildende Gemüse, Früchte und Kartoffeln aus. Sojaprodukte sind noch schwache Basenbildner, wohingegen Getreide, aber auch Samen und Nüsse – bis auf Haselnüsse – schwach säurebildend sind. Sie können, wenn sie durch starke Basenbildner kompensiert werden, trotzdem in Maßen hier verwendet werden.

Teilfasten zum gesunden Abnehmen

Die klassischen Teilfasten-Diäten sind Kartoffel-, Reis- oder auch Obstkuren wie die Traubenkur. Es gibt auch Salatkuren, wobei hier der Teufel im Detail beziehungsweise in den Soßen steckt. Alle diese Diäten sind vegan, basisch und im Idealfall vollwertig. Sie entwässern den Organismus, da sie kein Salz enthalten und kaliumreich sind, was zu rascher, allerdings nicht nachhaltiger Gewichtsabnahme führt. Es geht einfach vor allem Wasser verloren. Zudem werden diese Fastendiäten rasch eintönig. Doch sie ließen sich bestens kombinieren: Ein Kartoffeltag im Wechsel mit einem Reis-, einem Apfel- und einem Traubentag könnte lohnen.

10 in 2

Diese bewährte Methode von Bernhard Ludwig – vor Zeiten bei einem gemeinsamen Frühstück in Wien kreiert – besagt: An einem Tag vegan essen (1), am nächsten Tag nicht (0) und diese zwei (2) Tage immer abwechseln. Er selbst hat mit 10 in 2 über 20 Kilo verloren, ein anderer befreundeter Autor, Joshua Koberg, mit der veganen Variante sogar schon über 40 Kilo und nebenher noch erheblich Muskeln mit Sport aufge-

INFO

BESTES ANTI-AGING

In meinen Augen ist 10 in 2 eine in ihren Konsequenzen für Lebensqualität und -quantität noch gar nicht ausgelotete Lebensform. Wir wissen aus der Forschung zum Altern, dass Hundertjährige meist relativ arme Leute sind, die kärglich essen und dabei öfter Pausen im Sinne des Fastens machen. Hier ergibt sich ein enormes Potenzial für moderne Menschen, die mehrheitlich (ur)alt werden und ihre Stimmung heben wollen.

baut. So ist in überschaubarer Zeit, aber doch nicht zu rasch, jeder beliebige Gewichtsverlust auf verblüffend leichte Weise und mit Nebenwirkungen wie aufbauender Stimmung und allgemeiner Erleichterung zu erreichen. Und an dem Tag, an dem Sie nicht essen, haben Sie ausreichend Zeit für moderate Bewegung.

INFO

GENUSSVOLL ESSEN UND TRINKEN – JEDEN ZWEITEN TAG

Am Fastentag ist trinken nicht nur erlaubt, sondern auch empfohlen. Dabei sind sogar grüne Smoothies möglich und gut geeignet. Ansonsten sind verdünnte Säfte und vor allem viel Wasser günstig. Es spricht auch nichts gegen ein Glas Weißwein (unterstützt – unerklärlich, aber angenehm – oft sogar das Abnehmen) oder Rotwein (sein Resveratrol ist bekanntlich gut fürs Herz).

Am Esstag sind normale vegane oder bei stärkerem Abnehmwunsch kalorienarme pflanzlich-vollwertige Gerichte ideal. Diese Ernährungsform kann beliebig lange durchgeführt werden, sofern auf eine ausgewogene Zusammensetzung und die erwähnte B12-Einnahme geachtet wird.

Das Leben verlängern und qualitativ verbessern

Man isst nur jeden zweiten Tag und in der gesündesten Variante natürlich vegan. Dadurch wird das halbe Leben zum Fasten und die andere Hälfte fördert vegan noch immer das Abnehmen.

Dazu kommt die gute Stimmung, die wir dem heute gut erforschten Effekt des Wachstumshormons HGH (Human Growth Hormone) verdanken. Wer an seinem Esstag um 8 Uhr frühstückt und um 19 Uhr zu Abend isst, hat eine elfstündige vegane Essensperiode und bis zum übernächsten Morgen um 8 Uhr eine Fastenperiode von 37 Stunden. Schon nach acht Stunden Fasten aber beginnt der Organismus mit der Produktion von körpereigenem Wachstumshormon (STH – somatotropes Hormon) oder neudeutsch HGH. Dieses ist für die gehobene aufgeräumte Stimmung bei Fastenzeiten verantwortlich.

Bei der 10-in-2-Variante befinden wir uns – ohne das so wahrzunehmen – mehr als dreimal so lange im Fastenzustand mit dem Wachstumshormon-Cocktail. Wer die subjektiv langen, objektiv relativ kurzen Esszeiten obendrein mit pflanzlich-vollwertiger Kost genießt, sich also auch essend nicht beschwert und belastet, kann sein Leben konkret und im übertragenen Sinn ungleich leichter und beschwingter erleben. Und an jedem zweiten Tag bleibt herrlich viel Raum für all das (andere) Schöne im Leben.

Vegane Rohkost

Eine weitere vegane Fastenform ist die Rohkost. Man enthält sich dabei jeglicher gekochter, gedünsteter, gebratener oder gebackener Nahrung und ernährt sich von all den bunten frischen naturbelassenen Angeboten aus der Pflanzenwelt. Die Übergänge der anderen veganen Kostformen zu Rohkost sind natürlich fließend. Nichts hindert uns daran, das Frühstück flüssig als Smoothie mit einem reichhaltigen Mittagssmoothie zu verbinden, weil das arbeitstechnisch am einfachsten ist. Abends ließe sich auf der Rohkostschiene bleiben, aber nun wird ordentlich gekaut: knackige Gerichte, die unsere Kauwerkzeuge fordern und fördern und uns im wahrsten Sinne des Wortes eine Mahl-Zeit erleben lassen.

Gesundheitlich wäre es naheliegender, die Kaumahlzeit mittags – wenn das vom Tagesablauf passt – einzuschieben. Denn Rohkost am Abend ist für manche nur mit Vorsicht zu genießen. Man muss sie vertragen können. Für »Zivilisationsdärme« kann sie deutlich zu viel des Guten bedeuten – und wer kaut schon so gut wie der Smoothie-Mixer, dem es im Gegensatz zu uns nicht langweilig dabei wird.

Rohkost ist bestens geeignet, um abzunehmen, da sie es dem Organismus nicht leicht macht, an die ohnehin nur wenigen Kalorien heranzukommen. Ihre Verarbeitung verbraucht schon relativ viel Energie.

TIPP

EINE FRAGE DER TEMPERATUR

Rohkost ist eine eigenständige Ernährungsform, hinter der auch eine richtige »Küche« steht, auch wenn diese aufs Kochen verzichtet. Erhitzen bis 42 Grad oder in manchen Schulen sogar bis 48 Grad ist aber durchaus erlaubt. Letzteres dürfte allerdings nicht zielführend sein, denn die Idee der Rohkost ist es gerade, Eiweiße nicht zu denaturieren. Aber Gemüse oder Obst bis auf 42 Grad zu erwärmen, ist gut möglich und gerade im Winter sehr angenehm. Dann lassen sich sogar warme Suppen genießen.

Das Geheimnis guten Kauens

Rohkost enthält mit Sicherheit den größten Reichtum an Vitaminen und den noch wichtigeren sekundären Pflanzenstoffen. Um sie aber wirklich zu nutzen, ist gutes Kauen unerlässlich. Kiefer und Zähne müssen gewissermaßen die Arbeit des Mixers übernehmen. Damit sind sie extrem gefordert, haben aber zugleich einen wesentlichen Vorteil gegenüber der Maschine, da beim Kauen auch schon Amylase zur Kohlenhydratverdauung im Mund gebildet wird. Die Verdauungstätigkeit beginnt idealerweise ja nicht erst im Magen.

TIPP

OPTIMALE UNTERSTÜTZUNG: BEWEGUNG

Es muss nicht unbedingt das Wandern sein. Alle hier vorgestellten veganen Fastenkuren sollten Sie mit Bewegung im Sauerstoffgleichgewicht verbinden: eine halbe Stunde täglich so joggen, walken, tanzen, inlinern, klassisch langlaufen oder schwimmen, dass Sie noch genügend Luft durch die Nase bekommen.

Pinzimonio

Natürlich lässt sich auch mit rohen Gemüsen schmackhaft abnehmen. Das italienische Rohkostgericht Pinzimonio beispielsweise ist eine Alternative zur Kohlsuppe, erfordert obendrein ganz anderes Kauen und bringt reichlich Lebensenergie ins Spiel. Dafür werden dünn geschnittene Möhren-, Gurken- und Stangenselleriestreifen serviert und in eine Vinaigrette getaucht gegessen.

Suppenfasten plus Wandern

Ein Teilfasten, das sich großer Beliebtheit erfreut, ist die sogenannte Kohl- oder Gemüsesuppen-Diät. Ursprünglich auf einer Empfehlung der American Heart Association beruhend und im Hinblick auf eine besonders herzschonende Diät entwickelt, habe ich sie vor vielen Jahren für unser Fastenwandern adaptiert. Sie erfreut sich nach wie vor ausgesprochener Beliebtheit. Besonders erleichternd für die meisten Gewichtsproblematiker ist: Man darf von der Suppe so viel essen, wie man will, und das täglich. Und es handelt sich nicht um Gemüsesud, sondern um eine richtige Minestrone mit viel handfestem, auch knackigem Gemüse. Dessen Zusammenstellung ist aber derart, dass der Organismus beim Aufschließen fast so viel Energie verbraucht, wie er beim Verbrennen gewinnen kann – das Fastenkräutersüppchen auf Seite 68 ist genau so eine Suppe. Insofern läuft das Essen fast auf eine Art Nullsummenspiel für den Stoffwechsel hinaus. Man ist zwar – so viel man will – mit Essen, Kauen und Schlucken beschäftigt, aber unter dem Strich bringt es kalorisch wenig bis nichts. Da sie aber reichlich essen, fühlen sich die meisten dabei leistungsfähig und auf unseren Fastenwanderungen können wir ordentliche Touren mit langsam steigender Belastung unternehmen.

Aktivität in allen Zellen

Die dabei erzielte Grundumsatzsteigerung ist entscheidend für den Abnehmerfolg. Ist die körperliche Aktivität und damit der Stoffwechsel nämlich heruntergefahren, arbeiten die Mitochondrien, unsere Zellkraftwerke, auf Sparflamme. In dieser Situation kann man kaum abnehmen – nicht einmal

bei völligem Fasten. Mit den Wanderungen aber werden sowohl der Stoffwechsel als auch die Zellkraftwerke trainiert und wieder hochgefahren. Letztere bekommen das Signal, mehr Energie bereitzustellen. Was ge- und verbraucht wird, muss ersetzt werden. So lernt der Organismus bis in die letzte Zelle, stillgelegte Mitochondrien wieder anzuwerfen und nur noch auf Sparflamme arbeitende wieder auf Volllast zu bringen.
Der große Vorteil dabei ist, dass die Mitochondrien auch anschließend weiterarbeiten und Fett verbrennen. Bei keiner Ernährungskombination ist daher der Abnehm-Effekt nachhaltiger. Wenn nach einer Fastenwanderwoche ein veganer Aufbau mit pflanzlich-vollwertiger Kost erfolgt und das Vegane zur Dauerlösung wird, wenn zudem weiter moderate Bewegung erfolgt, dann winkt neben dem leicht zu haltenden Idealgewicht auch Fitness.

Steigerung der Abnehmeffekte

Sie haben das Prinzip sicher längst erkannt: All diese Ideen zum veganen Fasten lassen sich kombinieren und abwechseln. Und sie alle sollten mit einem Bewegungsprogramm kombiniert werden, damit sich auf der Waage wirklich etwas tut. Der Abnehmeffekt kann durch das körperliche Anforderungsprofil fast beliebig bestimmt werden. Zudem können Sie mit gezieltem Muskelaufbau Ihren Grundumsatz weiter steigern, um so noch schneller zur Idealfigur und einem neuen Lebensgefühl zu kommen.
Wer das Abnehmen noch weiter verstärken will, kann abends auf die Zufuhr rasch ins Blut gehender Kohlenhydrate verzichten wie etwa süße Früchte – raffinierte Kohlenhydrate sollten immer tabu sein – und sich auf eiweiß- und ballaststoffreiches Essen wie Hirse, Hülsenfrüchte und Salate verlegen. Dahinter steht die Erfahrung, dass große Kohlenhydratmengen am Abend die Fettverdauung für Stunden behindern. Das ist das Geheimnis der Pape-Diät »Schlank im Schlaf«, das Sie also ebenfalls problemlos in Ihre vegane Fastenzeit integrieren können: einfach durch abendliches Meiden von (auch Vollkorn-)Brot, Nudeln und Nach-

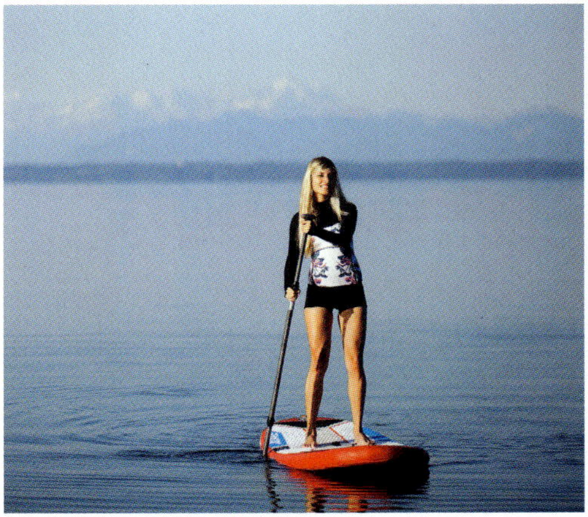

Eine moderate Bewegungsart, die viel Freude macht: Stand-up-Paddeln auf dem See.

tischen auf Kohlenhydrat-Basis. Rohkost und Smoothies sind auch hier bestens geeignet, da sie ballaststoffreich sind und weil ihre Kohlenhydrate lange brauchen, bis sie als Zucker im Blut auftauchen. Mit zunehmender innerer Gesundung werden Sie sie immer besser vertragen. Auch auf Gemüsesuppen und -gerichte können Sie setzen.

Glücksgefühle »erfasten«

Fasten verbessert die Stimmung meist deutlich. Das hat damit zu tun, dass unser Organismus nach acht bis zehn Stunden Essenspause anfängt, Wachstumshormone auszuschütten. Wir bekommen jene aufgeräumte gehobene Stimmung, die Lust macht, anstehende Aufgaben anzupacken. Das lässt sich vielfältig nutzen.

Dinner-Cancelling

Wer abends nichts isst, hat von Mittag bis zum nächsten Morgen an die 18 Stunden Fastenzeit und einen erheblichen Zustrom an Wachstumshormonen, die ihn in gute Stimmung versetzen. Natürlich wird das Ganze noch gesünder, wenn Frühstück und Mittagessen pflanzlich-vollwertig sind.

Alternativ: Frühstück einsparen

Eine andere vegane Fastenvariante, die ich persönlich bevorzuge, ist der Verzicht aufs Frühstück. Ich nehme morgens nur einen gehäuften Löffel der Rohkost »Take me – Glücksnahrung« zu mir, um ausreichend vom Wohlfühlhormon Serotonin für den Tag zu haben. Durch die Versorgung mit L-Tryptophan, der Vorstufe von Serotonin, wird auch noch das Hungergefühl reduziert, was fürs Abnehmen natürlich ideal ist. Tatsächlich haben viele mit diesem Löffel Rohkost in einem Smoothie oder frisch gepressten Saft bereits genug für den Vormittag. Etwa eine Stunde später gönne ich mir »Take me – plus«, ebenfalls in Bio-Rohkostqualität, das ich aus Geschmacksgründen in einem Smoothie oder frisch gepressten Saft rühre. Es versorgt mich mit Vorstufen anderer Glücksstoffe wie Dopamin und Gaba (Gamma-Amino-Buttersäure). Ist dann das Mittagessen als erste Mahlzeit um etwa 13 Uhr und das Abendessen gegen 19 Uhr beendet, hat der Organismus 18 Stunden tägliches Fasten und natürlich genug HGH, um das Potpourri der Glückshormone zu vervollständigen.

Ihre persönliche Glücksformel

Es gilt bei den veganen Fastenvarianten herauszufinden, was fürs eigene Leben(sgefühl) am besten passt. Für die Glückshormon-Versorgung ist es gleichgültig, ob Sie morgens oder abends fasten. Für wen das gar nicht infrage kommt, der kann darauf achten, nach einem nicht zu späten Abendessen nichts mehr zu knabbern, um dann bis zu einem nicht zu frühen Frühstück zwölf Stunden Pause zu haben.

MEIN PERSÖNLICHER SPEISEPLAN

Oft zu meinem persönlichen Essen befragt, beschreibe ich hier gern das Ideal, das ich allerdings nur in den Wintermonaten, wenn ich in Bali bin, verwirklichen kann. Außerdem will ich in der Regel nicht ab-, sondern eher zunehmen.

MEIN WIRKLICHES IDEAL

Am Morgen und Vormittag, der für mich früh und vor 6 Uhr beginnt, genieße ich das Fastengefühl. Ich meditiere und schreibe nüchtern, was ein Löffel »Take me – Glücksnahrung« in frisch gepresstem Fruchtsaft nicht unterbricht, aber geschmacklich veredelt. Mittags gibt es einen tropischen Früchteteller und wir trinken am Nachmittag eine junge Kokosnuss und löffeln ihr Fruchtfleisch. Am Abend gehen wir dann gern rohköstlich vegan essen in einem der herrlichen Restaurants in den Reisfeldern.

MEINE REALITÄT

Zu Hause funktioniert das nicht, schon wegen der Kokosnuss. Von Kokosöl hielt ich – entgegen der Lehrmeinung – schon immer viel und seit ich weiß, was es gegen Alzheimer vermag, hat sich unser Liebesverhältnis noch intensiviert. Hierzulande ersetze ich die tägliche Nuss durch Kokosöl.
Zu Hause in TamanGa nehme ich morgens nur »Take me – Glücksnahrung« in einem Smoothie. Wir essen mittags und abends möglichst frisch und roh-vegan, allerdings mit guten Ölen von Oliven und Leinsaat. Hier bevorzuge ich eine saisonale, sehr gemüsereiche, getreidearme, eher ölreiche Kost mit viel Obst und Avocados.
Auf Vortragsreise werden wir manchmal von Freunden wundervoll vegan versorgt. Ansonsten in Hotels frühstücken wir ausnahmsweise, wobei ich nach dem Aufstehen bei meinem gelösten »Take me – Glücksnahrung«-Löffel bleibe. Beim Frühstück esse ich Obst, so vorhanden Tomaten- und Paprikastückchen, die ich in (mitgebrachtes) Kokosöl tauche, außerdem Nüsse, Mandeln.

DINNER ODER BREAKFAST CANCELN

Natürlich passt mein Konzept nicht für jeden. Manch einer verzichtet leichter auf das Abendessen als auf (s)ein Frühstück. Aber für mich ist das Abendessen zu Hause ein zu wichtiger sozialer Moment, eine Belohnung fürs Tagewerk, die Möglichkeit, mit Freunden zusammenzukommen, den Tagesverlauf zu besprechen, mit meiner Partnerin in Ruhe zusammenzusitzen und so weiter.

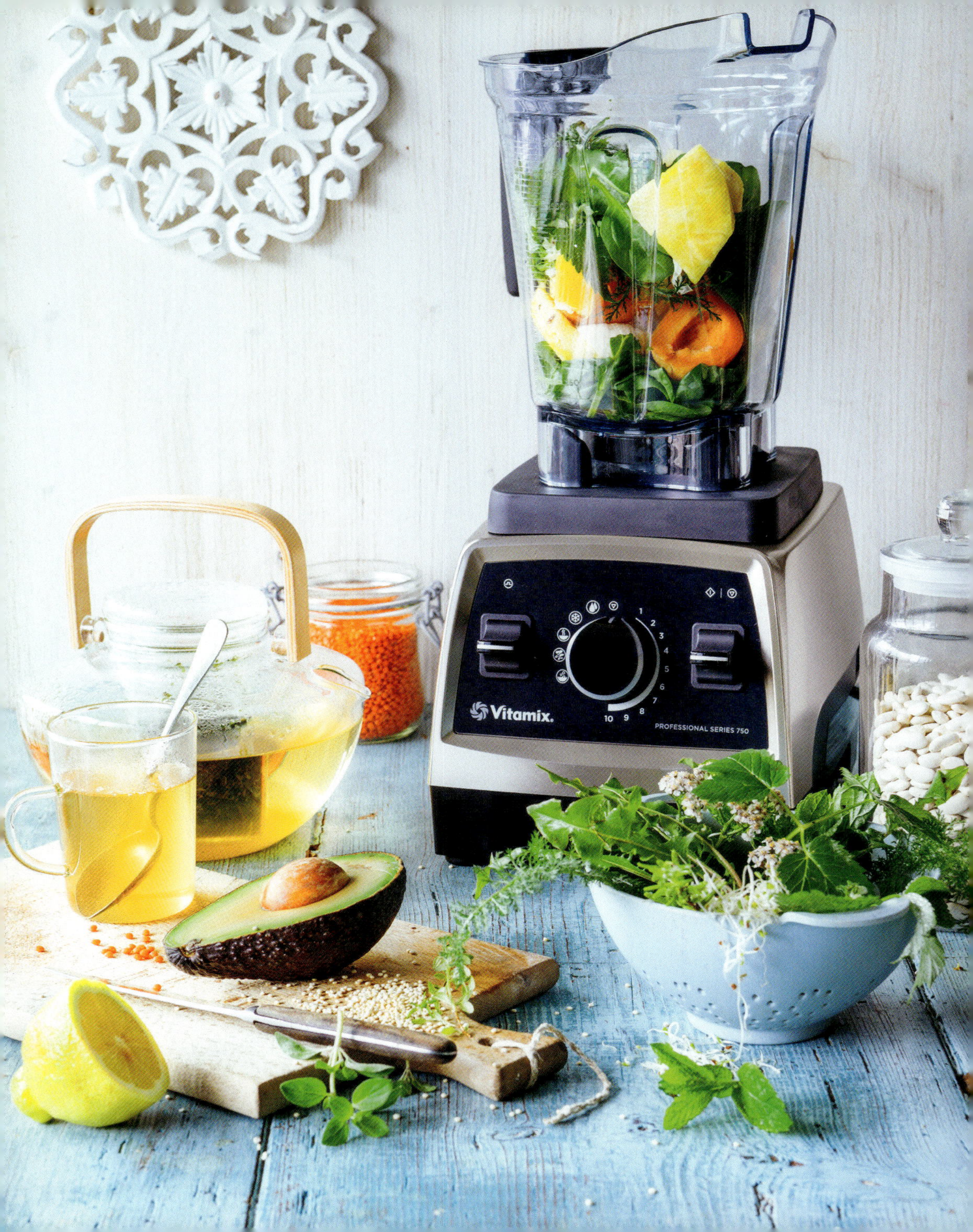
Vitamix.
PROFESSIONAL SERIES 750

VEGANES FASTEN GANZ PRAKTISCH

ALLE NÖTIGEN PRAKTISCHEN HINWEISE, DAZU DREI UNTERSCHIEDLICHE FASTENKUREN INKLUSIVE LECKERER REZEPTE: MIT DEN ZUTATEN DIESES KAPITELS GELINGT IHNEN DER EINSTIEG IN DIE VEGANE ERNÄHRUNG SPIELEND.

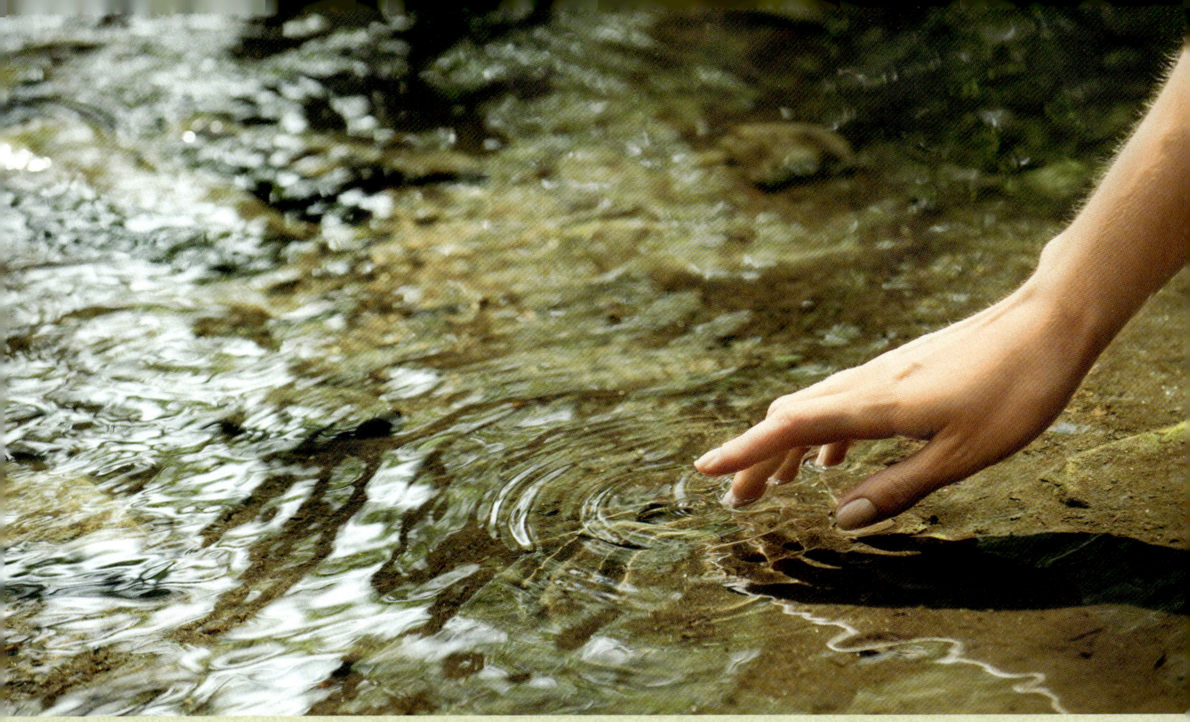

DIE PRAKTISCHEN GRUNDLAGEN

Allen Arten der Fastenkuren ist gemein, dass bestimmte Dinge für eine Zeit weggelassen werden. Es gibt eine Zeit der Vorbereitung, zur Einstimmung von Körper und Geist, dann die eigentliche Fastenzeit, während der man nur trinkt, eventuell Smoothies zu sich nimmt oder zu bestimmten Zeiten Suppen oder auch kalorienreduzierte Fastenmenüs. Nach einer Woche, zehn Tagen, zwei oder drei Wochen – ganz nach Kurart, Ziel und individuellen Voraussetzungen – wird das Fasten langsam beendet, indem man wieder mehr Nahrung, mehr Kalorien, mehr Vielfalt aufnimmt.

Wer kann wann wo fasten?

Jeder kann fasten und jeder, vor allem fast jeder Kranke, sollte es sich gönnen. Allerdings brauchen psychotische und Krebspatienten trotz des neuen Mutes der Schulmedizin unbedingt die Hilfe von erfahrenen Fastenbetreuern. Menschen mit zehrenden Krankheitsbildern wie Schilddrüsenüberfunktion, AIDS oder Krebs im Endstadium sollten darauf verzichten. Wer allerdings am Ende seiner Lebensreise nicht mehr essen und trinken mag, müsste – aus meiner Sicht – unbedingt ebenfalls diese Freiheit (von der Zwangsernährung) bekommen.

Beim Fasten sollte nicht nur der Gürtel, sondern auch das Bewusstsein weiter werden.

Natürlich sind Fastengruppen, wie ich sie seit 35 Jahren leite, eine ideale Umgebung, weil sie rasch ein Feld aufbauen, das alle trägt. Dennoch lässt sich Fasten in den hier vorgestellten Weisen auch gut allein umsetzen. Unterstützung bieten Bücher wie dieses und weitere Empfehlungen im Anhang.
Beim ersten Mal klassisch Fasten ist es sicher leichter in einem tragenden Feld. Damit meine ich allerdings nicht Sanatorien, wo sich alles nur ums Abnehmen dreht.
Als Zeiten bieten sich die klassischen im Frühjahr vor Ostern an, aber auch die Zeit des Abschiednehmens im Herbst mit den Totenfeiertagen hat sich symbolisch und praktisch bewährt. Was das Wärmegefühl angeht, sind natürlich auch später Frühling und sogar Sommer angenehm.

Freiraum für die Umstellung

Fasten – ob klassisch oder reichhaltiger mit veganen Menüs – ist eine tief gehende Umstellung für unser System. Die Veränderungen, die wir dabei anstoßen und die sich dann postwendend in Körper und Seele zeigen, sind natürlich umso intensiver, je größer der Unterschied zu unserem vorherigen Ess- und Lebensverhalten ist.

Nachlassender Druck

Beim Fasten lässt der Druck auf der ganzen Linie nach, was sich körperlich durch das Weglassen von wasserbindendem Salz erklärt und das ganze (Gefäß-)System entlastet – für moderne Menschen und insbesondere Bluthochdruck-Kandidaten sofort angenehm, da es den Überdruck nimmt. Frauen mit niedrigem Blutdruck kann es herausfordern. Aber gerade für sie ist es – quasi »homöopathisch« – von großer Hilfe.
Auch in den Glaskörpern der Augen kann der Druck nachlassen, bestens für alle Glaukom-Patienten. Es kann aber auch irritieren, wenn sich die Sicht vorübergehend verschlechtert. Beim Fasten kann sich die Weltsicht umstellen und die körperliche Sehfä-

TIPP

HILFE FÜR DEN GEREIZTEN MAGEN

Bei empfindlichen Fastenden kann der Magen Umstellungsprobleme signalisieren, die mit ein paar Tricks zu beheben sind: Schluckweise getrunkener Kartoffelsaft, aber auch ein paar kleine Schlucke Cola sind oft hilfreich. Ansonsten kommen zur Beruhigung kleine Portionen Schleimsuppe infrage.

Haferschleim (wirkt wärmend): 3 EL Haferflocken mit ½ l Wasser langsam aufkochen und Schleim abseihen, löffelweise essen.

Leinsamen: 20 g geschroteten Leinsamen in ½ l Wasser langsam aufkochen, abseihen und löffeln.

Reisschleim (wirkt kühlend): 3 EL weißen Reis in ½ l Wasser langsam aufkochen, abseihen und löffeln.

Einige Tropfen Zitronen- oder Orangensaft verbessern den Geschmack jeweils spürbar.

higkeit wird im Aufbau zurückkehren, wenn wieder Salz ins Spiel (des Lebens) kommt. Die Haut kann sich durch den Druckverlust in jeder Zelle so entspannen, dass sie schlaffer wirkt. Tatsächlich aber stellt Fasten die beste denkbare Hautregeneration dar, eine regelrechte Mauserung. Sobald das Wasser in die Zellen zurückströmt, wird sie frischer und vitaler als je zuvor aussehen. Die Doppel-CD »Hautprobleme« kann ihre Regeneration noch fördern und uns mit dem Lebensprinzip Saturn versöhnen, zu dem unsere Grenze und damit auch die Haut gehört. Eine Fastenzeit wird die Grenzen auch im übertragenen Sinn neu bestimmen und bewusste Grenzübertritte erlauben, während sich körperliche Grenzen stabilisieren.

Gesundschrumpfen

Fasten ist auch ideal, um einer durch erheblichen Giftanfall vergrößerten Leber die Kraft zu geben, sich wieder gesundzuschrumpfen. Überhaupt ist dies das Zauberwort in dieser Zeit, nicht nur äußerlich, was Form und Figur angeht, sondern auch in Bezug auf die inneren Organe. So profitieren auch die Nieren (und damit die Partnerschaft), vor allem wenn sie durch reichlich gutes Wasser entlastet werden. Das Herz-Kreislauf-System kommt ebenfalls in Form, unterstützt von entsprechenden Übungen ▸ **siehe Seite 45**, die vor allem nach den ersten Umstellungstagen Freude machen.

Nicht zuletzt hat auch der Magen eine himmlische Zeit, in der er aus der modernen Schweinsblasen- in seine ursprünglich schlanke elegante Mondsichelform zurückfindet, die anschließend die Sättigungsgrenze anzeigt und ein sattes Leben ohne Völlegefühle ermöglicht.

Die Vorbereitung

Wichtig ist zunächst die innere Einstellung: der Wille und die Lust, im eigenen Leben etwas zu ändern. Steht die Entscheidung für eine vollwertig-vegane Ernährung, die Sie körperlich, geistig und seelisch aufs Beste beflügeln wird, sollten Sie den Weg dahin festlegen: Welche Art des veganen Fastens sollte die Initialzündung bringen? Ab Seite 22 haben Sie mehrere mögliche Formen kennengelernt, ab den Seiten 50, 54 und 62 finden Sie detaillierte Pläne für drei Varianten. Zudem steckt dieses Buch voller köstlicher Rezepte, die sich für die einzelnen Ess- und Lebensformen eignen. Nun brauchen Sie nur noch eine Zeit festzulegen, die Ihnen den inneren Freiraum für Ihren gesunden, schlanken Lebens-Wandel gibt.

Was wird benötigt?

Sich alles Notwendige vorher zurechtzulegen, hat sich bewährt, weil Sie dann den Geist für den Augenblick freibekommen und sich ganz auf die Zeit der Regeneration und Ruhe einstellen können.

INFO

DIE FASTEN-CHECKLISTE

Die folgenden Dinge sollten Sie – je nach Fastenart – vorher besorgen. Machen Sie es sich zudem leicht und entsorgen oder verräumen Sie alles Essen, was während der Kur tabu ist. Sie brauchen:

- Fasten- und Kräutertees
- gute Säfte und gutes Wasser
- naturtrüben Apfelsaft, Pflaumensaft oder Glaubersalz zur Darmanregung
- einen Mixer für den vollen Smoothie-Genuss
- Gemüse und Obst für Sud und Smoothie, Suppen oder Menüs; für Zeiten, wo die Natur nichts hergibt: getrocknete Smoothie-Zutaten bestellen
- eine Wärmflasche und gegebenenfalls ein Einlaufgerät
- Literatur, Musik, spezielle Meditations-CDs, ein Fasten-Tagebuch (Anregungen für Meditationen gibt es ab Seite 78 und im Anhang)
- Ebenfalls wichtig: kuschelig warme Lieblingskleidung, Yogamatte und ruhiger Meditationsplatz
- Eventuell Basenbäder zur Unterstützung der Entgiftung, nach Wunsch »Take Me«-Rohkostmischung zum Heben des Serotoninspiegels, Bezugsquelle ▸ **siehe Seite 123**
- gutes Massageöl für die Haut

TAGEBUCH

Insbesondere für eine erste Fastenerfahrung kann ein Tagebuch sehr nützlich sein, um den Entwicklungsprozess zu dokumentieren. Das »Kleine Buch vom Fasten« ist extra für diesen Zweck bestimmt.

FASTENWASSER

Das wenige beim Fasten Notwendige sollte von bester Qualität sein. Oft kommt das beste Wasser aus der Leitung. Eine Nachfrage beim Wasserwerk informiert verlässlich über die Belastung etwa mit Nitraten und Kalk. Sie sind in Deutschland durch die extrem leichtsinnige Förderung der Massentierhaltung zum landesweiten Problem geworden. Ansonsten lässt sich Leitungswasser auch verbessern. Kohlepressfilter können viele Schadstoffe eliminieren, nur leider Kalk und Nitrat nicht ausreichend. Zusätzlich lassen sich dem Wasser mittels Elektrolyse saure Ionen entziehen, wodurch es zu einem Antioxidans wird, das die Zellalterung bremst und den Organismus schützt.

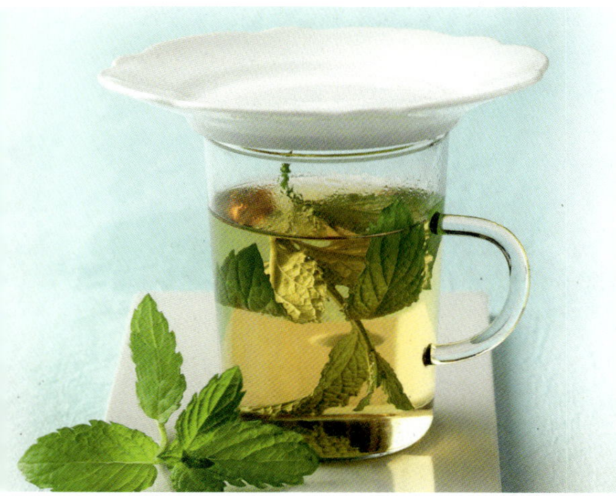

Mit frischen Kräutern aufgebrüht – so wird ein Glas Tee zum Hochgenuss.

FASTENTEES

Medizinische Tees empfehlen sich nur in Maßen, etwa ein, zwei Tassen am Mittag. Natürlich kann ein Nieren-Blasen-Tee oder ein Leber-Gallen-Tee vor dem Leberwickel ▸ siehe Seite 47 die Ausscheidung unterstützen. Bei den Tees ist unbedingt auf beste Bio-Qualität zu achten. Viele Fastende werden so sensibel, dass sie die Schwingungen in dem wenigen Genossenen wahr- und wichtig nehmen, weshalb es auch so ein idealer Einstieg in eine bewusstere Ernährung ist. Wer folglich für seine Tees Melissen- und Minzeblätter im eigenen Garten frisch pflücken kann, wird das am wundervollen Geschmack spüren. Einige bereits traditionsreiche Biotee-Hersteller wie Sonnentor kommen dem mit ihrer Qualität zumindest nahe, da ihre Kräuter in einer Weise wachsen dürfen, die das Wohl von Pflanzen und Menschen jederzeit im Auge hat.

FASTEN-SMOOTHIES

Smoothies sind eine Offenbarung – nicht nur, aber auch beim Fasten. Als basenreiches Getränk zwei- oder dreimal täglich aus

TIPP

SÄFTE FÜR GENUSS UND HEILUNG

Auch Säfte gehören zum Fasten, möglichst frisch und in biologischer Qualität, mit Wasser verdünnt genossen. Bei bestimmten Problemen empfehlen sich bestimmte Säfte – immer nur schluckweise:

- Zwölffingerdarm: Weißkohlsaft
- Nieren, Blase: Preiselbeer-, Kapuzinerkresse-, (Meer-)Rettich-, Spitzwegerich- und Selleriesaft
- Herz: Weißdornsaft, aber bitte nur teelöffelweise
- Lunge: Spitzwegerich-, Fenchel- und Thymiansaft
- Darm: insbesondere Aloe-Vera- und Heidelbeersaft
- Verstopfung: Sauerkraut-, Pflaumen-, Apfelsaft, verdünnt in großen Schlucken

möglichst frischen Zutaten bilden sie ein herrliches Gleichgewicht gegen die beim Fasten entstehende Säureflut.

Genussgifte weglassen

Die Enthaltsamkeit von Alkohol, Süßigkeiten und (Fr)Essorgien fällt beim Fasten erstaunlich leicht. In all meinen Arztjahren habe ich keine auch nur annähernd so wirksame und leichte Form des Entzugs kennengelernt, selbst bei Heroinabhängigen. Beim Entzug wird die Kraft des vor allem klassischen Fastens so richtig deutlich.
Mit dem körperlichen Entzug ist allerdings erst der kleinere Teil der Aufgabe geschafft. Die seelische Bindung an die Suchtmittel ist meist ungleich stärker. Wirksam ist dann, sich mit einem Ritual von seiner Sucht zu trennen. Zum Beispiel beim Rauchen: Dazu nimmt man sich drei feste Punkte während des Tages und raucht ganz bewusst, und zwar nur so lange, wie man gedanklich ausschließlich dabeibleiben kann. Das können bei sehr konzentrierten Menschen bis zu zehn Züge sein, aber sicher nicht mehr. Sobald die Gedanken abschweifen, wird das Rauchritual beendet und der Rest der Zigarette im Erdreich vergraben. Erstaunlicherweise wird auch starken Rauchern von den wenigen Zügen schon schlecht, was einen nachhaltigen Ausstieg fördert.

Der Fastenablauf

Den detaillierten Ablauf Ihrer Fastenzeit können Sie ab den Seiten 50, 54 oder 62 sehen. Fasten Sie klassisch ohne jede feste oder Smoothie-Nahrung, brauchen Sie natürlich etwas mehr Vorbereitung in Form von ein bis drei Entlastungstagen und auch eine Zeit, in der Sie sich langsam wieder an Nahrung gewöhnen. Außerdem wird der Körper dann intensiver innerlich gereinigt.

Der Darm kann über Einläufe oder Glaubersalzgaben grundlegend geleert werden. Nehmen Sie während des Fastens mehrmals am Tag Smoothies oder Suppen oder sogar kalorienärmere Fastenmenüs zu sich, brauchen Sie den Körper kaum vorzubereiten – und nachher erhöhen Sie ganz einfach die Kalorienzahl oder die Anzahl der festen Mahlzeiten, und schon sind Sie im veganen Alltag angekommen.

Die Widerstände des Körpers

Der Körper – Franz von Assisis »Bruder Esel« – liebt seine Gewohnheiten, und so wehrt er sich in den ersten Tagen oft noch gegen das Fasten. In jedem Falle, auch bei eventuellen Kopfschmerzen, ist wichtig: viel Kräutertee und Wasser trinken, moderat bewegen, frische Luft genießen und ausreichend ruhen. Bei Kopfschmerzen keine glutenhaltigen Kohlenhydrate essen.

HUNGER

Wichtig ist hier eine klare Entscheidung: Wer völlig entschieden fürs Fasten ist, bekommt keine Hungerprobleme. Ist noch irgendwo Studentenfutter oder Schokolade gebunkert, spekuliert der Körper natürlich darauf. Wo wir Schwachpunkte signalisieren, setzt er auf unser Schwachwerden. Bruder Esel ist aber nicht nur ein Gewohnheitstier, sondern auch intelligent. Er wird sich nicht selbst schaden und auf Hunger setzen, wenn er damit keine Chance hat.

SCHWINDEL

Der trifft vor allem Gewohnheits-Kaffeetrinker und Frauen mit niedrigem Blutdruck. Viel Ruhe, Mittagsschlaf, allgemein ein langsameres Tempo sind hier die Lösung. Aber auch Dranbleiben statt Aufgeben.

ÜBELKEIT UND ERBRECHEN

Diese beiden sind des Körpers letzte Drohung, und auch sie sind nicht überzeugend. Erbrechen ist nicht schlimm, es hat nur bei uns diesen Ruf. Tatsächlich war es eine der drei Therapien der alten Medizin, die ansonsten nur Einlauf und Aderlass kannte. Wer sich erbricht, fühlt sich »zum Kotzen«, ihm kommt einiges und meist das vergangene Leben in Teilen wieder hoch, und da ist (Aus-)Spucken die beste Therapie. Nach dem Erbrechen fühlt man sich besser als vorher, denn es ist raus, was loszuwerden war. Insofern rate ich, Erbrechen keinesfalls zu unterdrücken, weder schulmedizinisch mit Paspertin noch naturheilkundlich mit Vomitus Heel. Im Gegenteil: Kitzeln Sie bei weit geöffnetem Mund das im Hintergrund des Rachens deutlich sichtbare Zäpfchen ein wenig mit dem Mittelfinger oder dem Zahnbürstenstiel. So löst sich der Brechreflex aus. Beim Fasten wirkt das immer noch erleichternd, auch wenn konkret gar nichts mehr zu erbrechen ist. Unterstützend ist, sich vorzustellen, was einem da im übertragenen Sinne hochkommt und mittels dieser rabiaten Reinigung verabschiedet wird.

RITUALE FÜR DIE MORGENDLICHE »AUFERSTEHUNG«

Vor allem an den ersten Fastentagen kann es sein, dass man schwer aus dem Bett kommt. Dann helfen die folgenden Übungen.

OHRMASSAGE

Noch liegend beginnen Sie, die Ohrläppchen zwischen Daumen und Zeigefingern warm zu kneten. Im Ohr ist der ganze Mensch in Reflexzonen abgebildet. Das Ohrläppchen entspricht dem Kopf. Nun wandern die massierenden Finger am äußeren Ohrrand hoch und kneten somit Hals-, dann Brust- und schließlich Lendenwirbelsäule durch. Danach massieren die Zeigefinger die Täler und Schluchten des Ohres und damit alle Organe und Gewebe.

ISOMETRISCHE ÜBUNGEN

Noch im Bett lassen sich Anspannungen der Muskeln üben, ohne dass man sich dabei bewegt. Mit Gesichts- und Halsmuskeln beginnen, dann folgen die Muskeln von Armen und Rumpf bis zu den Pobacken, dem Damm und schließlich den Beinen.

LYMPHDRAINAGE

Zur Anregung der Lebensgeister setzen Sie sich langsam im Bett auf und nehmen sich mit der einen Hand bei der anderen. Drücken Sie nun langsam und sanft von den Fingern über die Hand, den Unter- und Oberarm bis zur Schulter. Stellen Sie sich dabei vor, Lymphflüssigkeit und Blut langsam zur Mitte zu bewegen, Richtung Herz. Danach folgt die andere Seite von Hand und Arm, dann der andere Arm.
Nun beide Hände auf den Scheitel legen, sanft drücken und sich dabei vielleicht tatsächlich segnen. Dann streichen die Hände über Hinterkopf, Nacken und Schultern bis zum Herzen. Dann über das Gesicht.
Nun nehmen sich beide Hände ein Bein vor: Sanft streichen sie von den Zehen langsam seitwärts bis zum Becken hinauf, um über Unterleib und Po das Herz zu erreichen. Dann folgt das zweite Bein.

WECHSELDUSCHEN

Bewegen Sie sich langsam und bewusst zur Dusche, wo Sie mit Wechselduschen zwischen warm (nicht zu lang heiß) und kalt Ihre Lebensgeister endgültig erwecken. Zuletzt unbedingt kalt brausen, um die Poren zu schließen.

Bewusstseinsgymnastik

Mit kleinen Übungen regen Sie Körper und Geist gleichermaßen an. Die Abläufe sind einfach, nerven aber rasch, weil sie das Gehirn (vorsätzlich) überfordern. Gerade dabei aber fördern sie es auch. Wer dranbleibt, kann messbar steigende IQ-Werte erreichen, was übrigens mit der anschließenden Umstellung auf vegane Kost weiter zu toppen ist. Denn immerhin erreichen Veganer durchschnittlich fünf bis sieben Punkte mehr bei IQ-Tests als Mischköstler.

GEHIRNGYMNASTIK

- Malen Sie mit der rechten Hand eine stehende Acht in die Luft. Verfolgen Sie die Bögen ein paar Mal.
- Malen Sie nun mit der linken Hand eine liegende Acht, ebenfalls mehrmals.
- Nun tun Sie beides gleichzeitig – die liegende Acht und die stehende. Sie fordern damit Ihr Gehirn heraus, neue Nervenverbindungen zu bilden, was sich mit der Zeit in einer Zunahme von Koordinationsfähigkeit, Flexibilität und Intelligenz zeigt.
- Variieren Sie mit weiteren Formen und Ziffern, um das Gehirn zu fordern.

Entgiftung

Sinn und Zweck des Fastens ist unter anderem eine gründliche Entschlackung und Entgiftung des Körpers. Damit diese angenehm verläuft, sollten wir sie unterstützen, was beim Smoothie-, Suppen- oder veganen Menüfasten ohnehin bereits durch die basenreiche Nahrung geschieht.

Darmreinigung

An jedem zweiten Fastentag sollte eine gute Darmentleerung erfolgen. Falls der Körper freiwillig eine Stuhlentleerung zumindest jeden zweiten Tag schafft, können entsprechende Übungen natürlich entfallen. Oft reicht es auch, eine Apfelsaftschorle oder einen Smoothie und anschließend viel Wasser zu trinken. Ansonsten ließe sich noch mit Pflaumensaft oder – deutlich rabiater – mit Glaubersalz nachhelfen: 30 Gramm in einem halben Liter warmem Wasser gelöst innerhalb von zehn Minuten trinken. Es gibt schönere Wege, aber dieser kann manchmal Kopfschmerzen beseitigen und für bessere Stimmung sorgen.

Altes kommt hoch, auf allen Ebenen

Alte unbewältigte Dinge können sich in dem Maß wieder melden, wie der Großputz in die Tiefe des Körperhauses vordringt. So ergibt sich die wundervolle Chance, mit Unerledigtem fertigzuwerden – beispielsweise über EMDR (siehe Kasten).
Beim Fasten zieht letztlich vermehrt Ehrlichkeit ein und macht über etwaige Symptome im Sinne von »Krankheit als Chance« deutlich, was im System Mensch los ist und was ansteht. In solchen Aufgaben wird nicht

TIPP

HILFE VON DEN AUGEN: EMDR

Lange schon wissen wir, dass in den Traum- oder REM-Phasen des Schlafes Probleme verarbeitet werden. Das Gleiche gilt aber auch umgekehrt. Wenn wir die Augen aktiv bewegen, können wir alte liegen gebliebene Themen endlich bewältigen. Dazu reicht es, bei geschlossenen Augen eine liegende Acht mit beiden Augäpfeln zu formen, der linke zeichnet den linken Bauch, der rechte den rechten Bauch der Acht, der Kopf bleibt in Ruhe. Während die Augen kreisen, lässt man frühere, unerledigte Situationen im Geiste wieder auftauchen und durchlebt sie innerlich.

Keine Angst, die Augenbewegungen lassen Sie auch noch so bedrängende Ereignisse problemlos durchleben. Wenn Sie mögen, können Sie das Ganze mit einer geführten Meditation verbinden, beispielsweise anhand der CD »Notfallapotheke für die Seele«.

selten die Gabe deutlich, die eigene Begabung – und die zu leben, macht auffällig glücklich ▸ **siehe Seite 82**.

Leberwickel

Hilfreich zur Unterstützung der Entgiftung beim Fasten ist auch der ebenso einfache wie wirksame Leberwickel, der gut für unser wärmstes und beim Fasten aktivstes Organ sorgt: Ein Handtuch zu einem Drittel warm nass machen und auf den rechten Rippenbogen legen – die Leber liegt höher als von den meisten vermutet. Darüber kommt eine schlapp mit heißem Wasser gefüllte Wärmflasche, die mit dem trockenen Teil des Handtuchs überdeckt wird. Mit dieser Packung machen Sie einen genüsslichen Mittagsschlaf, während dem sich Ihre Leber gut erholen kann. Ein solcher Powernap sollte unbedingt zum alltäglichen Programm Ihrer Fastenkur gehören.

Entsäuerungsrituale

Auch Entsäuerungs- beziehungsweise Basenbäder von Orgon haben sich bei uns sehr bewährt, allerdings setzen sie einen stabilen Fastenprozess und Kreislauf voraus. Allein schon die Vorstellung, im wohlig warmen Wasser über die Haut Säure auszuscheiden, ist angenehm. Die Haut ist anschließend auffallend geschmeidig und weich.

Während stabiler Fastenphasen lässt sich die Entgiftung in der Biosauna (bis 56 Grad) zusätzlich anregen oder auch im Tepidarium

mit Temperaturen um 38 Grad, in dem sich wundervoll dehnen, lesen, reden und faulenzen lässt. Wichtig ist bei all diesen Schwitzkuren, den Flüssigkeitsverlust durch gutes Wasser auszugleichen.
Eine der tiefstgehenden und nachhaltigsten Entsäuerungen bietet zudem der Verbundene Atem ▸ **siehe Seite 123**. Zudem natürlich: Moderate Bewegung im Sauerstoffgleichgewicht nicht vergessen ▸ **siehe Seite 32**! Sie sollte im besten Falle eine dauerhafte Tradition in Ihrem Leben werden.

Das Fastenbrechen

Der Übergang zum alltäglichen, nun gesünderen veganen Essen ist entscheidend für den Erfolg des Fastens. Das klassische Fasten wird mit einem Ritual und einem sehr bewusst genossenen (Bio-)Apfel oder einer Gemüsesuppe beendet. Je bewusster, langsamer und hingebungsvoller das erste Essen geschieht, desto besser sind die Aussichten für eine wirklich neue (Essens-)Zeit.
Bei den »üppigeren« Fastenarten reicht es meist aus, allmählich die Kalorienzahl zu erhöhen und zum Beispiel mehr Avocados und Nüsse in den Smoothie zu geben. Tag für Tag nähert man sich so dem Ideal an – im Gewicht und auf dem knackig-frischen Alltagsspeiseplan. Genauso gut lässt sich ein harmonischer Übergang zu Rohkost finden. Wichtig ist, beim Aufbau weiter zwei Liter Wasser oder Tee täglich zu trinken und den Stuhlgang mit den bewährten Methoden in Gang zu halten, bis er wieder von allein funktioniert. Bei veganer Kost wird er das besser als vorher tun.
Die große Chance des Aufbaus liegt darin, nur noch bis zum ersten Sättigungsgefühl zu essen und dann aufzuhören. Hier eröffnet sich der Himmel des Idealgewichts. Leider haben wir aber fast alle gelernt, immer die Portion auf dem Teller aufzuessen. Wir essen daher bis zum Völlegefühl und sogar darüber hinaus. Am besten ist, damit nach dem Fasten gar nicht erst wieder anzufangen. Der neue vegane Essensgenuss lebt von der Qualität, die langsam verinnerlicht wird.

WICHTIG

FEHLTRITTE

Wer einmal über die Stränge geschlagen hat, bekommt eine neue Chance, sofern er nach der Völlerei wartet, bis er wieder natürlich Hunger bekommt, also ein bis zwei Mahlzeiten auslässt und dann wirklich beim ersten Sättigungsgefühl aufhört.
Nur bei Hunger und gutem Angebot zu essen, ist überhaupt eine ideale Maxime. Wir lesen ja auch nur, wenn wir Lust dazu und ein gutes Buch haben. Warum sollten wir essen ohne Lust und Qualität?

IHR VEGAN-FASTEN-FAHRPLAN

Sie haben die Möglichkeiten, Sie haben die Wahl. Hier noch einmal zusammenfassend die Chancen, die dieses Buch bietet.

Sie kennen mittlerweile einzelne Wege des veganen Fastens und wissen, dass die Umstellung zum pflanzlich-vollwertigen Schlank-Leben am einfachsten über eine Fastenzeit geht.

EINE VON DREI KUREN

Ab Seite 50 finden Sie eine klassische Fastenwoche beschrieben: völlige Umstellung von der Außenversorgung zum heilwirksamen Umbauprogramm im Inneren – unterstützt von Wasser, Tee, Säften und Entgiftungsmaßnahmen.

Ab Seite 54 folgt die Smoothie-Woche, bei der Sie wie in der klassischen Fastenwoche vorgehen, nur dass Sie sich die Tage mit jeweils drei köstlichen Smoothies versüßen und dabei vielfältig Basenreiches voller Vitamine und bioaktiver Substanzen aufnehmen. Die Fasteneffekte bleiben bestehen. Stärker in Richtung vegane Alltagsernährung geht die Woche ab Seite 62 mit pflanzlichen Fastenmenüs – drei Mahlzeiten am Tag, die insgesamt nur etwa 1000 kcal enthalten. Sie legen die Basis zum Abnehmen und genießen bereits vollwertig-vegan.

PEACE-FOOD-IDEALSTART

Der perfekte und langfristig sicher wirkungsvollste Start ins Vegane besteht darin: Sie durchleben alle drei Fastenwochen nacheinander – das ist der Extrakick für Ihren Abnehmerfolg. Mit der klassischen Woche ohne Kalorien setzen Sie dem Alten ein Ende und legen überholte Muster ab. Diese Zeit beenden Sie dann ganz natürlich, indem Sie mehr und mehr Smoothies hinzunehmen – die zweite Woche. Und ab der dritten kommen Veganmenüs auf den Speiseplan, die nur wenige Kalorien enthalten. Von dort aus erhöhen Sie einfach nach und nach die Aufnahme, indem Sie mehr und hochkalorischere Pflanzenkost hinzunehmen – und schon sind Sie mitten im Peace-Food-Hochgefühl.

Für Ihren Alltag können Sie dann entscheiden, ob Sie andere Fastenformen integrieren: vielleicht 10 in 2 ▸ **siehe Seite 29** oder Dinner- oder Breakfast-Cancelling ▸ **siehe Seite 34**. Zudem könnten Sie ein- oder zweimal im Jahr eine Fastenphase einlegen – beispielsweise in Verbindung mit Suppen und dem Wandern oder als Rohkostkur.

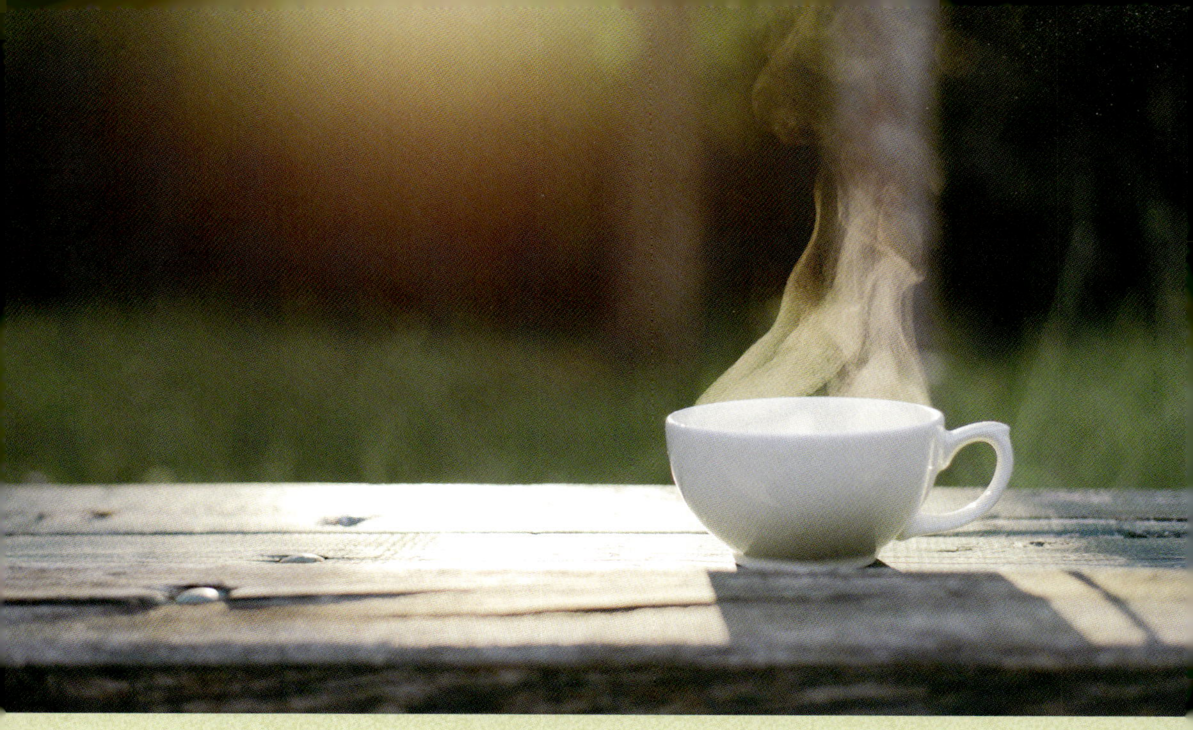

EINE WOCHE KLASSISCHES FASTEN

Das klassische Fasten in Anlehnung an Otto Buchinger ist sicherlich die radikalste Fastenkur. Es wird ausschließlich getrunken – Wasser, Kräutertee und Säfte. Da dem Körper nichts neu zu Verarbeitendes geliefert wird, nutzt er die Zeit, sich intensiv um Entgiftung und Entschlackung, um Regeneration, Renovierung und Umbau zu kümmern. Dabei können wir ihn mit zusätzlichen Maßnahmen unterstützen und natürlich auch die Seele mit einbeziehen. So wird das Fasten nicht nur gesundheitlich relevant, sondern erhält einen noch tieferen Sinn, der unser Leben nachhaltig verändern kann.

Zeit größerer Bewusstheit

Eine Buchinger-Fastenwoche bietet einen optimalen Umstieg in den Einstieg ins vollwertig Vegane. Sie schließen mit den alten

Ernährungsgewohnheiten ab – wie auch immer diese gewesen sein mögen – und durchleben eine Pause von allem Essen, um danach gänzlich neu zu starten.
Wählen Sie für Ihre Kur eine Woche, in der Sie ausreichend Zeit für sich haben. Wenn sich kein Urlaub einrichten lässt, dann beginnen Sie vielleicht an einem verlängerten Wochenende, sodass Sie schon relativ stabil im Fastenmodus sind, wenn Sie dann wieder zur Arbeit gehen.

Auf jeden Fall sollten Sie sich während dieser sieben Tage viel Ruhe gönnen – zum Schlafen, Spazieren oder Wandern, zum Reflektieren und Seele-Baumeln-Lassen. Ein Mittagsschlaf sollte möglich sein, und auch ein tägliches Sonnenbad von etwa 20 Minuten ist ideal. Gönnen Sie sich außerdem ab und an eine Genussmassage, vielleicht in Verbindung mit einem Sauna- oder Tepidariumaufenthalt. Machen Sie aus Ihrer Kur eine rundum gute Zeit.

TIPP

KRISEN- UND KUMMERKASTEN

Zum Fasten gehören wie zu jeder Entwicklung Krisen, denn Körper, Geist und Seele lösen sich von Altem und Verbrauchtem. Bevor es verabschiedet werden kann, wird es noch einmal sicht- und spürbar. Besonders der siebte und – bei längeren Kuren – der 14. Tag sind krisenanfällig. Außerdem natürlich die ersten Tage der Umstellung in den neuen Modus. Ein paar Regeln helfen Ihnen sicherlich, diese Zeit gut zu überstehen. Vor allem gilt: Das Fasten bitte niemals während einer Krise abbrechen!

- Besonders viel trinken und auch die Ausscheidungsmaßnahmen intensivieren: Einlauf machen, Pflaumensaft oder Glaubersalz nehmen.
- Keine Entscheidungen treffen und sich auch zu nichts zwingen.
- Stattdessen für Wärme und Zuwendung sorgen, (sich) Ruhe geben, (geführte) Meditation machen, insbesondere »Lebenskrisen als Entwicklungschancen«.
- Sich ein alkoholfreies Bier gönnen oder einen besonders guten Tee mit Xylit oder Stevia gesüßt.

Gestalten Sie Ihr Fasten so, wie es für Sie am besten ist. Sie können – wie wir es in vielen unserer Fastenseminare ebenfalls tun – das klassische Fasten mit ein oder sogar zwei Smoothies am Tag verbinden. Rezepte dafür finden Sie ab Seite 57. Sie erzielen dann die gleichen Erfolge vielleicht noch leichter und genussvoller.

DER FASTENPLAN

Alle Fastentage können Sie nach dem gleichen Ablauf gestalten. Hier finden Sie die wesentlichen Elemente.

ENTLASTUNGSTAG

Essen Sie zwei oder drei Tage vor Beginn schon leichter. Nehmen Sie am letzten Esstag abends nur noch einen Apfel zu sich. Gut kauen und sich damit gleichsam rituell vom Essen verabschieden. Natürlich eignet sich dafür auch ein reiner Obst- oder Smoothie-Tag.

DIE FASTENTAGE EINS BIS SIEBEN

- Mindestens zwei Liter gutes Wasser pro Tag: heiß, warm, kühl oder kalt, je nach Typ und Bedürfnis. Wer (viel) friert, kann auch heißes Ingwerwasser trinken.
- Auch Kräutertee ist gut: für »coole Typen« Fenchel, bei niedrigem Blutdruck Grün- oder Matetee, Rosmarintee; Lebertee.
- Am Vormittag ein Glas frisch gepressten Saft. Heiße Typen wählen coole Früchte wie Zitrone, Orange, Grapefruit. Frierende eher Apfel oder Birne, auch mit Ingwer.
- Gemüsesud ▸ **siehe Seite 53.** Bei niedrigem Blutdruck auch gern mit Ingwer.
- Bei Bedarf täglich einen Esslöffel »Take me – Glücksnahrung«, um Serotoninspiegel und Stimmung zu heben.

UNTERSTÜTZUNG DER ENTGIFTUNG

- Einlauf an jedem zweiten Tag.
- Leberwickel ▸ **siehe Seite 47.**
- Nach Wunsch: Trockenbürsten, Wechselduschen, Basenbad (Orgon).

BEWEGUNG

- Ohrmassage, isometrische Übungen und Lymphdrainage ▸ **siehe Seite 45.**
- Sanfte Bewegung im Sauerstoffgleichgewicht: Wandern, Walken, Schwimmen.

MEDITATION

- Morgens, in der Mittagsruhe und/oder am Abend: Meditationen nach der Auswahl im Anhang und ab Seite 78.

FASTENBRECHEN UND AUFBAUTAGE

- Fastenbrechen mit einem genüsslich gekauten Apfel. An den Folgetagen langsam mit vollwertiger veganer Kost aufbauen – Rezepte ab Seite 88 – oder eine der beiden folgenden Kuren anhängen.
- Am ersten Esstag wenn nötig abends ein kleiner kühler Einlauf.
- Weiter viel trinken und bewegen.

Fastenbrühen aus Gemüse

Brühen sind die Basis des Fastens. Trinken Sie die Fastensuppen möglichst schluckweise, kauen Sie sie regelrecht und genießen Sie. Sie können sie über den Tag auch in einer Thermoskanne aufbewahren.

KAROTTENBRÜHE

250 g Karotten | ½ Stange Lauch | 1 kleine Petersilienwurzel | 1 Stück Knollensellerie | 3 Blättchen Liebstöckel | 2 Stängel Petersilie | Pfeffer aus der Mühle

Zubereitungszeit: ca. 25 Min.

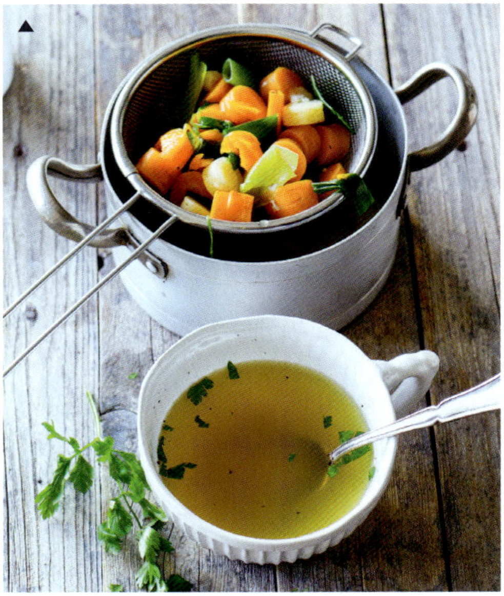

TIPP

HEISSER TRINKGENUSS
Die Rezepte für die beiden Gemüsebrühen reichen jeweils für vier Portionen. Natürlich können Sie sie nach Belieben abwandeln, indem Sie andere Gemüsesorten als Grundlage wählen.

1 1 l Wasser zum Kochen bringen. Gemüse putzen, waschen, aber nicht schälen. Zerkleinern und mit den Liebstöckelblättern 15 bis 20 Min. kochen. Die Suppe durch ein Sieb gießen.

2 Die Petersilie waschen, trocken schütteln, fein hacken und darüberstreuen. Die Brühe schließlich nach Belieben pfeffern.

SELLERIEBRÜHE

250 g Knollensellerie | 1 Karotte | ½ Stange Lauch | Blätter vom Knollensellerie | 1 Prise Muskatnuss | 2 Stängel Petersilie | Pfeffer

Zubereitungszeit: ca. 25 Min.

1 1 l Wasser zum Kochen bringen, Gemüse putzen, waschen, aber nicht schälen. Zerkleinern und ca. 15 bis 20 Min. kochen.

2 Die Brühe durch ein Sieb gießen und mit der Prise Muskatnuss würzen. Petersilie waschen, trocken schütteln, fein hacken und darüberstreuen. Die Brühe nach Belieben pfeffern.

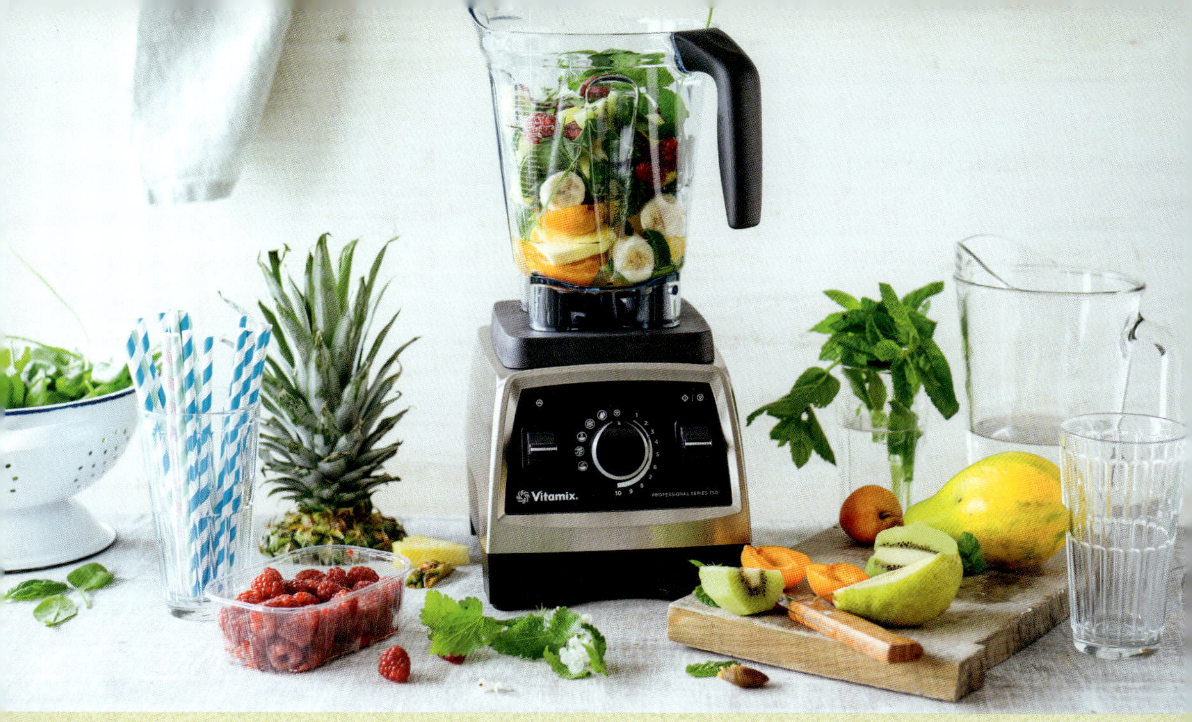

EINE WOCHE SMOOTHIE-FASTEN

Ein Smoothie ist das Gegenteil von hochverdichteter Mastnahrung, die uns übergewichtig und krank macht. Er kann enorm wenig Kalorien enthalten und trotzdem noch Fülle haben, gut schmecken und gesunden lassen. Als ein Kind der Moderne und alter Kräutertraditionen zeigt er die Möglichkeiten, die in diesem Brückenschlag liegen: altes Gutes bewahren und Neues hinzunehmen. Genau das ist das Motto dieser Fastenwoche.

Schaumig, cremig, unwiderstehlich

Das Geheimnis des Smoothies ist die so hochtourige Herstellung, dass ein cremiges, leichtes und lockeres Getränk entsteht. Selbst wenn es beliebig mit Kalorienträgern wie Avocados, Bananen und Nüssen zu Übergangsernährung aufgepeppt wird, bewahrt es immer noch seine Lockerheit.

Wenn man seine Zutaten in Winter- und Vorfrühlingstagen nicht frisch von Mutter Natur beziehen kann, sondern mit getrockneten Gemüsen aus dem Glas aufwertet, die es inzwischen gibt (siehe auch unsere Website im Anhang), wird der Smoothie immer noch seine Fülle bewahren und verblüffend gut schmecken.
Ein gutes Gerät ist jedoch absolut wesentlich. Sparfüchse, die es mit Entsaftern und zu langsam drehenden Geräten versuchen, geben meist bald wieder auf. Wer aber vom wahren Gemüse- oder Obstschaum gekostet hat, der hat oft auch schon den Schritt zum neuen Leben und seinem Idealgewicht geschafft und ein – auf ganz anderer Ebene – erfülltes Leben wird möglich.

Blattgrün als eine wichtige Zutat

Wichtig bleibt nur, dass Sie die grünen Blattgemüse als Basis bewahren. Auch wenn in den Smoothies viel Obst für einen köstlichen Geschmack sorgt – grüne Blätter aus Salaten und Kräutern sind wesentlich. Natürlich ist auch mal ein reiner Obst-Smoothie gut – aber Sie sollten nicht auf Dauer in eine Obstschaum-Mixerei verfallen. Der grüne Smoothie lebt vom aufgeschlossenen Chlorophyll und den sekundären Pflanzenstoffen, deren Wert für die Gesundheit sich immer deutlicher zeigt und wahrscheinlich noch über dem der Vitamine liegt. Diese Stoffe sind keineswegs »sekundär«, die Vitamine wurden nur zuerst entdeckt.

Genusswoche

Nehmen Sie sich auch für die Smoothie-Woche ausreichend Freiraum, um sie zu etwas Besonderem zu machen, einer kleinen, aber feinen Auszeit voller Entspanntheit und Gelegenheit zur Reflexion.
Smoothies sind pure Natur und von daher liegt es nahe, das Begleitprogramm auch nahe an die Natur anzulehnen: Suchen Sie sich für Ihre Fastenzeit am besten einen Ort in schöner Landschaft, wo Sie mit Spaziergängen, Wanderungen, Walkings und Waldläufen Kraft und gute Schwingung von Mutter Natur beziehen.

INFO

SMOOTHIE-VIELFALT

Die Smoothie-Rezepte auf den folgenden Seiten stammen von Turid Ammon, Ernährungsberaterin und Weggefährtin in Sachen Gesundheit seit vielen Jahren, die sich zur wahren Smoothie-Königin entwickelt hat und der ich sehr danke, dass sie ihre flüssigen Schätze hier mit einbringt.
Es sind drei Tagesmenü-Vorschläge mit je drei Smoothies und dazu ein Pool an weiteren Rezepten – auszuwählen ganz nach Ihrem Geschmack und Ihren Zielen. All diese Angaben gelten für eine Person.

DER SMOOTHIE-WOCHENPLAN

Die Fastentage mit Smoothies sind ganz ähnlich denen der klassischen Kur – nur dass Sie dreimal täglich einen Smoothie genießen dürfen.

Ein Entlastungstag wird vor der Smoothie-Fastenzeit nicht gebraucht, denn Smoothies zu sich zu nehmen, entlastet bereits.

DIE FASTENTAGE EINS BIS SIEBEN

- Morgens, mittags und abends einen Smoothie nach Wahl – Rezepte dafür ab Seite 57. Beginnen Sie niedrigkalorisch, steigern Sie sich dann durch Zugabe von Nüssen, Avocados und mehr Bananen.
- Zwei Liter gutes Wasser pro Tag, heiß, warm, kühl oder kalt, je nach Typ und Bedürfnis. Oder Sie verdünnen und strecken die Smoothies einfach.
- Nach Wunsch Kräutertee: für »coole Typen« Fenchel, bei niedrigem Blutdruck Grün-, Mate- oder Rosmarintee; Lebertee.
- Eventuell Gemüsesud ▸ **siehe Seite 53**.
- Bei Bedarf täglich einen Esslöffel »Take me – Glücksnahrung«, um Serotoninspiegel und Stimmung zu heben.

UNTERSTÜTZUNG DER ENTGIFTUNG

Spezielle Ausscheidungsmaßnahmen sind kaum notwendig, da Smoothies bereits eine Ballaststoff-Orgie im Darm veranstalten.

- Leberwickel ▸ **siehe Seite 47**.
- Nach Wunsch: Trockenbürsten, Wechselduschen, Basenbad (Orgon).

BEWEGUNG

- Kreislaufanregung ist kaum notwendig, da Smoothies sehr basisch sind und die Umstellung kaum Probleme macht.
- Sanfte Bewegung im Sauerstoffgleichgewicht (mildes Joggen, Tanzen, Wandern, Schwimmen).

MEDITATION

- Zur Einstimmung auf den Tag und noch einmal in der Mittagsruhe und/oder am Abend sind Meditationen ideal. Lassen Sie sich von der Auswahl im Anhang und ab Seite 78 inspirieren.

AUFBAUTAGE

- Der Aufbau ist denkbar einfach: Sie geben am Ende der Woche mehr hochkalorische Zutaten in den Mixer, gehen zu den Fastenmenüs ab Seite 62 über oder essen allgemein vollwertig-vegan weiter – Rezepte ab Seite 88.

INFO

DIE ZUBEREITUNG ALLGEMEIN

Smoothies herzustellen ist denkbar einfach. Sie bereiten die Zutaten vor:

- Obst waschen, eventuell schälen, Kerne und Stiele entfernen, dann in größere Stücke schneiden.
- Gemüse ebenfalls putzen, waschen, wenn nötig schälen und in größere Stücke schneiden.
- Blattgrün waschen, in Stücke rupfen. Kräuter waschen und trocken schütteln, längere Stiele durchschneiden.
- Nüsse und Trockenfrüchte am besten über Nacht einweichen.

Alles in den Standmixer geben, mindestens bis zur Hälfte der festen Zutaten mit Wasser auffüllen und cremig mixen.

Smoothie-Tagesmenüs

Im Folgenden finden Sie jeweils drei Smoothie-Rezepte für drei Tage, deren Kalorien von Tag zu Tag um 200 kcal ansteigen. Sie beginnen ganz sanft mit ungefähr 1000 kcal.

Erster Tag

Diese drei Smoothies sind ebenso lecker wie leicht. Es ist kaum etwas enthalten, das irgendwie schwer erscheinen könnte – ideal zum Abnehmen.

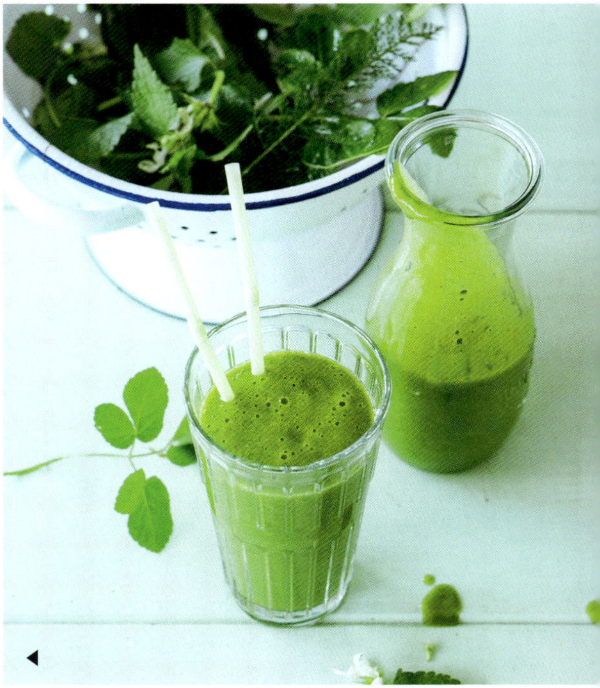

JUNGER WILDER

2 große Handvoll Wildkräuter (Brennnessel, Schafgarbe, Taubnessel, Löwenzahn ...) | 1 bis 1½ reife Bananen | 1½ Birnen | ½ Mango | 1 Prise Kurkuma | Wasser nach Bedarf

DER WÄRMENDE

1 ½ Äpfel | 1 ½ Birnen | 3 Handvoll Feldsalat | etwas Ingwer | 1 Prise Kurkuma | 1 Prise Pfeffer | 10 Beifußblätter | Wasser nach Bedarf

DER LECKERE ENERGIE-BRINGER

2 Handvoll Grünkohl | 1 Birne | 1 kleine Scheibe Ingwer | 1 Prise Vanille | 1 Prise Kardamom | 1 Prise Zimtpulver | 1 EL Hanfsamen | Wasser nach Bedarf

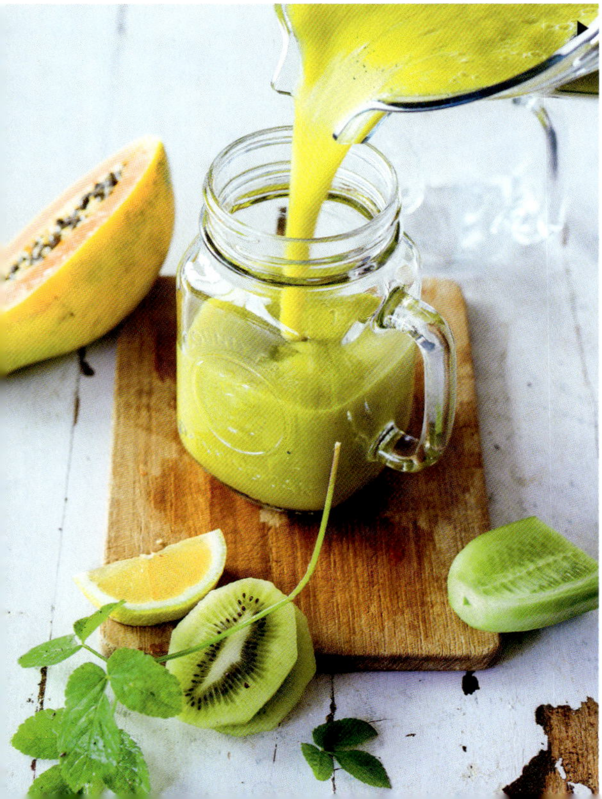

Zweiter Tag

Mit diesen drei Smoothies kommen Sie auf etwa 1200 kcal – noch mehr Genuss.

SÜSS-MILDER ERDBEER-BRENNNESSEL-TRAUM

2 Bananen | 1 kleine Schale Erdbeeren | ½ Avocado | 1 Prise Vanille | 3 Handvoll Feldsalat | 1 Handvoll Brennnesselblätter und -samen | Wasser nach Bedarf

GELBER SONNENSMOOTHIE

1 Banane | ½ Mango | ½ Papaya | 3 Scheiben frische Ananas | 1 Kiwi | 1 Zitronenscheibe mit Schale | ½ Gurke | frische Pfefferminzblätter | 1 Prise Vanille | 1 Handvoll frische Gierschblätter | Wasser (im Sommer auch Eiswürfel)

SELLERIE-TOMATEN-SMOOTHIE

2 Stangen Staudensellerie | 2 bis 3 Tomaten | 1 Avocado | 2 Handvoll Spinat | 5 Blätter Basilikum | Saft von ½ Zitrone | Wasser nach Bedarf

Dritter Tag

Der dritte Beispieltag, und wieder nehmen Sie etwa 200 kcal mehr zu sich als am Tag zuvor. Mit diesen drei Smoothie-Portionen kommen Sie auf ungefähr 1400, es sollte Ihnen also an nichts fehlen.
Nun geht es beim veganen Schlank-Genießen zum Glück überhaupt nicht ums Kalorienzählen. Genau das ist ja einer der vielen und vielfältigen Vorzüge dieser Art des Abnehmens. Aber diese drei beispielhaften Tage sollten Ihnen einfach zeigen, wie Sie die Menge an aufgenommener Energie dosieren können. Die Infos im Kasten bringen es zudem auf den Punkt.

INFO

MEHR KALORIEN FÜR LÄNGERE SÄTTIGUNG

Smoothies werden durch die vielfältigsten Zusätze gehaltvoller. Bananen und Avocados natürlich, aber auch Nüsse eignen sich gut, die Sie am besten über Nacht einweichen sollten. Weitere Zugaben wären Mandelmus, Tahin (Sesammus), Sonnenblumen- oder Kürbiskerne. Hervorragend sind auch Hanfsamen, die viel gutes Fett und reichlich gut verdauliches Eiweiß enthalten. Auch Kokosmilch, Kokosflocken oder Kokosmus sollten Sie mal ausprobieren – Letzteres könnten Sie auch extra auf einem Teelöffel zu sich nehmen.

DER SÜSSE GRÜNE

2 Nektarinen | 1/4 Honigmelone | 1 Banane | 1/2 Avocado | 1 Scheibe Zitrone mit Schale | 3 Handvoll Feldsalat | Wasser nach Bedarf

BROMBEER-TRAUM

1 kleine Schale Brombeeren | 1 Banane | 4 reife Aprikosen | 1/2 Avocado | 2 Handvoll Lollo Rosso | 1 Handvoll frische junge Lindenblätter, Löwenzahn oder Giersch | 1 TL Kokosflocken | 1 Prise Vanille | Wasser nach Bedarf

MANGO-GRAPEFRUIT-GENUSS

1 bis 1 1/2 Äpfel | 1 Banane | 1/2 Mango | 1/2 Grapefruit | 1 kleine Scheibe Ingwer | 1 EL Kokosflocken | 3 Handvoll Kopfsalatblätter | 1 Prise Kardamom | Wasser nach Bedarf

Weitere Smoothie-Rezepte zur Auswahl

Hier folgen ein paar weitere erprobte Smoothie-Rezepte – aus diesem Pool können Sie sich nach Herzenslust bedienen.

DER BASIS-GRÜNE

1 Apfel | 1 ½ Bananen | ½ Avocado | 1 Scheibe Zitrone mit Schale | 3 Handvoll Babyblattspinat | wahlweise 1 Prise Zimtpulver | Kardamon, Vanille oder Kurkuma | Wasser nach Bedarf

KRIEGERIN DES LICHTS

1 Banane | 1 Apfel | ½ kleine Papaya mit Kernen | 1 Scheibe Ingwer | 1 Scheibe Zitrone mit Schale | 6 Handvoll Brennnesseltriebe | 2 Stängel Johanniskraut mit Blättern und Blüten | 1 Prise Pfeffer | Wasser nach Bedarf

SO SIMPEL WIE GUT

1 Apfel | 1 Banane | 2 Handvoll Salatblätter | 1 Scheibe Zitrone mit Schale | wahlweise Heilpflanzen wie Brennnessel, Löwenzahn, Giersch, Gänseblümchen, Himbeerblätter, Lindenblätter, Spitzwegerich, Klettenlabkraut, Johanniskraut | Wasser nach Bedarf

DER GUT-FÜR-DEN-MAGEN-SMOOTHIE

2 Birnen | ½ Knolle Fenchel | 1 kleiner Zucchino | 1 Scheibe Zitrone mit Schale | 2 Handvoll Feldsalat | 1 Handvoll Schafgarbenblätter | 1 Prise Kardamom | 1 TL Leinsamen | Wasser nach Bedarf

KIRSCH-BRENNNESSEL-TRAUM

1 Banane | 2 Handvoll Kirschen (entsteint) | 2 Handvoll Spinat oder Feldsalat | 2 Handvoll Brennnesseltriebe | 1 Prise Vanille | Wasser nach Bedarf

DER SMOOTHIE FÜR DIE SCHÖNHEIT

1 Apfel | ½ Honigmelone | 1 Birne | 1 Banane | 1 Granatapfel (nur im Hochleistungsmixer) | 1 kleines Blatt Aloe Vera | 2 große Handvoll Blattspinat | 2 Handvoll Taubnessel | 2 Handvoll Brennnessel | 1 Prise echtes Bourbon-Vanillepulver | Wasser nach Bedarf

LANGES LEBEN – KICK FÜR DIE MITOCHONDRIEN

2 Handvoll Feldsalat | 1 Stange Staudensellerie | 1 Avocado | 1 Banane | ½ Orange | 5 Stängel Löwenzahn | 10 Blätter Löwenzahn | 1 Prise Kurkuma | 1 Prise Pfeffer | Wasser nach Bedarf

DER POWER-ENTGIFTER-SMOOTHIE

1 ½ Äpfel | 1 ½ Bananen | ½ kleine Papaya | 2 Brokkoliröschen | 1 Handvoll Radicchio | 3 Handvoll Brennnesselblätter oder Vogelmiere | 1 TL Sesam, ungeschält | 2 Tropfen ätherisches Orangenöl (100 % natürlich) | Wasser nach Bedarf

AUGENSTERN – FÜR EINE KLARE SICHT

2 Handvoll Heidelbeeren | 1 Banane | 1 Scheibe Ingwer | ½ Zitrone mit Schale | 2 Handvoll Löwenzahnblätter | ½ Lollo Rosso | Wasser nach Bedarf

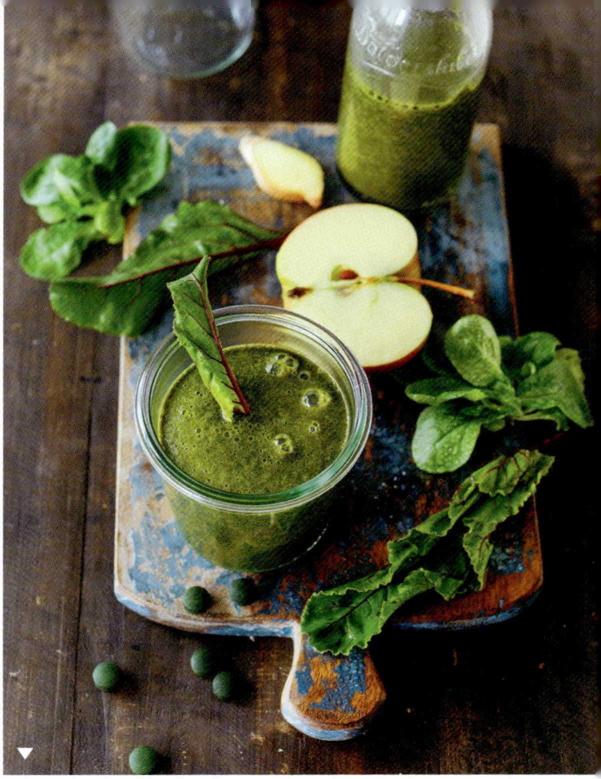

▼

WINTERSMOOTHIE

1 Banane | 1 Apfel | 1 Scheibe Ingwer | 1 Scheibe Zitrone mit Schale | 2 Handvoll Feldsalat | 2 Blätter Grünkohl | 1 Handvoll Rote-Bete-Blätter | 20 Chlorellaalgen | 1 Prise Zimtpulver | heißes Wasser nach Bedarf

ROTE GAUMENFREUDE

1 Schale Himbeeren | 5 bis 10 Himbeerblätter | 2 Aprikosen | ½ Zucchino | 1 Möhre | 10 Brennnesseltriebe | Brennnesselsamen (im Herbst) | Wasser nach Bedarf

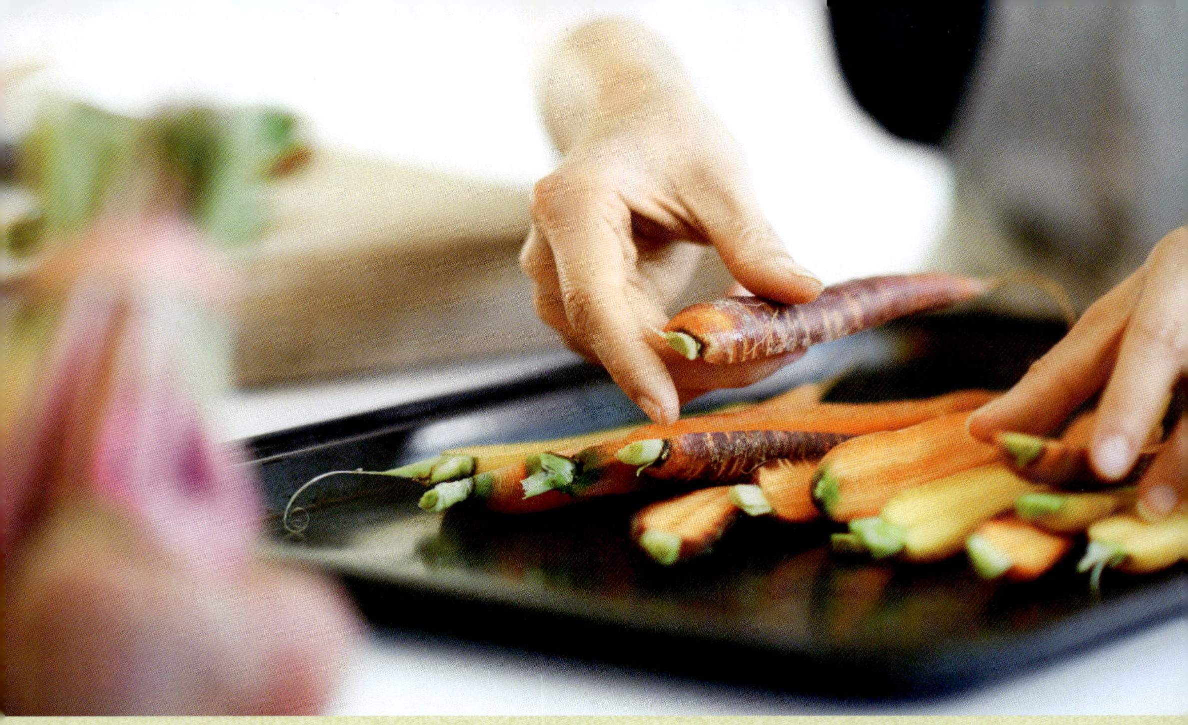

EINE WOCHE VEGAN-SCHLANK-MENÜS

Die dritte der hier ausführlich dargestellten Vegan-Fasten-Formen ist nur im weiteren Sinne ein Fasten. Denn Sie essen dreimal täglich – lecker, frisch, vollwertig. Sie essen vegan und – entscheidend – Sie nehmen, wenn Sie sich an die Rezepte ab Seite 64 halten, nur etwa 1000 kcal pro Tag auf. Das ist weniger, als Ihr Grundumsatz beträgt. Die Folge: Sie nähern sich Ihrem Idealgewicht und geben dem Körper zugleich Gelegenheit, sich von innen heraus durchzuputzen. Denn mit dieser relativ geringen Nahrungsmenge aus rein pflanzlichen Zutaten ist er nur so entspannt gefordert, dass er sich immer noch um nötiges Ausmisten und allfällige Reparaturen kümmern kann. Zudem stellen Sie sich mit dieser Kost auf ein veganes Lebensgefühl um, auch wenn Sie nur diese eine Kur machen und nicht »strenger« klassisch oder mit Smoothies fasten wollen.

Alltag und doch besonders

Diese Menüwoche erfordert keine besonderen Maßnahmen. Weder brauchen Sie sich – wie beim Buchinger-Fasten – mit Entlastungstagen und einem Abschluss-Apfelritual darauf vorzubereiten, noch müssen Sie nachher vorsichtig aufbauen. Sie legen einfach eine Woche fest, und schon kann es losgehen. Die Menüs sind vollwertige Mahlzeiten, die einfach nur weniger Kaloriengehalt haben, dafür aber voller Vitamine und sekundärer Pflanzenstoffe stecken.

Bewusstheit zählt auch hier

Nehmen Sie diese einfachste der Kuren als Initialzündung für ein neues Lebensgefühl wahr und wichtig. Wählen Sie einen Zeitraum, der Ihnen auch etwas Freiraum bietet, und reflektieren Sie vorab und zwischendurch, was Sie nicht mehr wollen und wohin Sie jetzt aufbrechen möchten: zu einem neuen Körpergefühl, zu gesünderen Gewohnheiten, zu einem Leben in Frische und Klarheit. All dies und sehr viel mehr kann Peace Food Ihnen geben – wenn Sie es sich holen. Nutzen Sie daher auch die ganzheitlichen Angebote ab Seite 78 und lassen Sie sich von den Empfehlungen im Anhang inspirieren.

Flexibel nach Ihren Wünschen

Die Menüs für sieben Tage enthalten jeweils drei Rezepte für zwei Personen – entwickelt von Dorothea Neumayr, der von mir sehr geschätzten Haubenköchin, die auch schon den Großteil der Rezepte für die anderen Peace-Food-Bücher kreiert hat. Sie können damit natürlich flexibel umgehen: Tauschen Sie Mahlzeiten aus, wählen Sie Alternativen aus dem Rezeptepool ab Seite 88 oder ergänzen Sie die Tage um ein oder zwei Smoothies Ihrer Wahl – Rezepte ab Seite 57. Gestalten Sie das Ganze nach Ihren Wünschen und Zielen. Denn natürlich nehmen Sie schneller ab, wenn Sie weniger und vor allem weniger Kalorien zu sich nehmen. Aber wenn es Ihnen mit etwas mehr Essen leichter fällt, länger dranzubleiben, nehmen Sie zwar langsamer, dafür aber nachhaltiger ab.

INFO

LANGSAMKEIT ALS CHANCE

Wer vom Essen satt werden will, muss langsam essen. Während einer Schlingzeit von zehn Minuten kann sich noch gar keine Befriedigung einstellen. Diese entwickelt sich während einer Mahlzeit durch Geschmack und (Be-)Sinnlichkeit. Damit geben wir dem Organismus die Chance, uns rückzumelden, dass es allmählich des Guten genug ist. Dazu braucht er Zeit, die wir auch brauchen und die wir genießen sollten. »Mahlzeit« statt »Schlingzeit« ist ein gesundes Motto.

Erster Tag

Der erste Tag Ihres neuen Lebens! Da Sie bei dieser leichten Art des Fastens drei Mahlzeiten am Tag essen, brauchen Sie sich weder um die Vorbereitung des Körpers noch um besondere Maßnahmen zur Darmreinigung zu sorgen. Dennoch bietet es sich natürlich an, einige der hilfreichen Methoden, die zum klassischen Fasten gehören, auch hier zu nutzen: den Körper bürsten, Leberwickel, Mittagsruhe und so weiter ▸ **siehe Seite 46**. Außerdem gehört es auch hier unbedingt dazu, viel gutes Wasser und Kräutertee zu trinken. Alle Rezepte dieser Woche sind für zwei Personen berechnet.

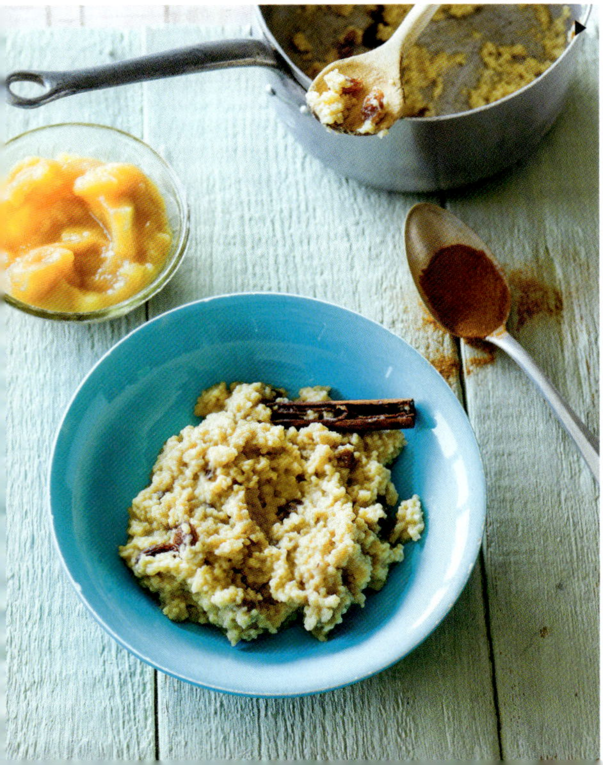

TIPP

KOMPOTT

Warmes Kompott ist eine gute Beigabe zu morgendlichen Getreidegerichten. Dafür dünsten Sie Obststückchen – beispielsweise Birne, Apfel oder Zwetschge – in ein wenig Wasser und geben nach Wunsch eine Prise Zimtpulver oder Kardamom hinzu.

Frühstück

HIRSEBREI

400 ml Mandel- oder Haferdrink | 1 Zimtstange | 1 Nelke | 40 g feine Hirse | 2 TL ungeschwefelte Rosinen (nach Belieben) | Zimtpulver | Apfel- oder Birnenkompott oder frische Früchte der Saison

Zubereitungszeit: ca. 10 Min.

1 Mandel- oder Haferdrink mit Zimtstange und Nelke zum Kochen bringen, die Hirse unter Rühren einrieseln lassen und ca. 7 Min. unter weiterem Rühren zu einem Brei kochen. Nach Belieben können auch Rosinen mitgekocht werden.

2 Zimtstange und Nelke entfernen und den Brei in tiefe Teller geben. Dazu an kühlen Tagen Zimtpulver und warmes Apfel- oder Birnenkompott reichen, in der warmen Jahreszeit frische Beeren, Apfel- oder Ananasstückchen.

Mittagessen

SCHROTSUPPE MIT KRÄUTERN

4 EL fein geschroteter Weizen | ½ Bund Kräuter (glatte Petersilie, Dill, Schnittlauch)

Zubereitungszeit: ca. 20 Min.

1 Den Weizenschrot in einem breiten Topf unter ständigem Rühren bei schwacher Hitze erwärmen, ohne ihn dabei zu bräunen.
2 ½ l Wasser angießen, aufkochen lassen, Schrot bei schwacher Hitze zugedeckt ca. 10 Min. quellen lassen. Ab und zu umrühren.
3 Die Kräuter waschen, trocken schütteln, fein hacken. Vor dem Servieren in die Suppe rühren.

Abendessen

PELLKARTOFFELN MIT KAROTTENGEMÜSE

4 mittelgroße Kartoffeln | ½ TL Kümmel | 400 g Karotten | 2 TL Sonnenblumenöl | 50 ml Bio-Gemüsebrühe ohne Salz | 2 Stängel glatte Petersilie | 1 Prise Muskatnuss

Zubereitungszeit: ca. 35 Min.

1 Kartoffeln unter fließendem Wasser gründlich sauber bürsten. In einem Topf mit Wasser bedecken, Kümmel zufügen und die Kartoffeln in ca. 20 Min. weich kochen.
2 Inzwischen die Karotten schälen und in Scheiben schneiden. Sonnenblumenöl erhitzen, die Karottenscheiben darin andünsten, mit der Brühe ablöschen und zugedeckt in ca. 8 Min. bissfest garen.
3 Die Petersilie waschen, trocken schütteln und die Blättchen fein hacken. Dann die Karotten mit frisch geriebener Muskatnuss würzen und die Petersilie unterrühren.
4 Das Gemüse anschließend mit den Pellkartoffeln anrichten.

INFO

GENÜSSLICH KAUEN

Es ist Fastenzeit. Sie bekommen in dieser Woche zwar gut und ausreichend zu essen, aber es sind natürlich keine üppigen Mahlzeiten, schließlich wollen Sie ja den Organismus entlasten und abnehmen. Genießen Sie daher die Gerichte ganz bewusst, essen Sie langsam, kauen Sie in Ruhe, fokussieren Sie sich auf Geschmack und Konsistenz der Speisen. Haben Sie zuvor die klassische Fastenwoche und/oder die Smoothie-Woche durchlebt, wissen Sie bereits, dass es vor allem auf die Qualität ankommt – die der Getränke und Speisen und die des Bewusstseins bei der Aufnahme.

Zweiter Tag

Beginnen Sie spätestens heute am zweiten Tag der Fastenwoche mit Ihrem Bewegungsprogramm – im Sauerstoffgleichgewicht: Sie bewegen sich joggend, walkend, schwimmend oder wandernd, aber nur so schnell, dass Sie noch gut mit der Nasenatmung auskommen. Aktivität befeuert Ihren Körper zusätzlich beim Gewichtsabbau und macht zudem einfach gute Stimmung.

Frühstück

DINKEL-FRISCHKORNMÜSLI

4 EL Dinkelvollkornschrot | 2 TL ungeschwefelte Rosinen | 100 g Obst der Saison (Apfel, Orange, Beeren) | ½ Banane | 125 g Sojajoghurt | 2 TL Sanddornsaft | 2 TL Leinsamen

Zubereitungszeit: ca. 10 Min.
Einweichzeit: 8 Std.

1 Dinkelkornschrot und Rosinen in einer Schüssel mit 4 EL Wasser über Nacht abgedeckt im Kühlschrank einweichen.

2 Morgens das Obst waschen, wenn nötig schälen und in mundgerechte Stücke schneiden. Ein paar Beeren oder Fruchtstücke beiseitelegen. Die Banane schälen und zerdrücken, mit Sojajoghurt, Sanddornsaft, dem zerkleinerten Obst und dem eingeweichten Schrot mischen. Das Müsli mit Leinsamen bestreuen und mit den zur Seite gelegten Früchten garnieren.

WICHTIG

ANFANGS OHNE SALZ

Diese ersten Tage bestreiten Sie ganz ohne Salz. Gutes naturbelassenes (Stein-)Salz ist grundsätzlich wichtig, aber wir bekommen heute meist viel zu viel davon. Wenn Sie es zeitweilig weglassen, wird der Organismus besser entwässern können, und das ist beim Fasten sehr erleichternd und entspannend.

Mittagessen

GEMÜSE-KARTOFFEL-SUPPE

Je 60 g Karotte, Lauch und Sellerie | 2 Kartoffeln | 1½ Würfel Bio-Gemüsebrühe ohne Salz | ½ TL Majoran | 2 Stängel Petersilie

Zubereitungszeit: ca. 25 Min.

1 Gemüse putzen und waschen, mit den Kartoffeln schälen und in kleine Stücke schneiden.

2 ½ l Wasser zum Kochen bringen, Gemüse, Kartoffeln und Suppenwürfel zufügen und ca. 15 Min. zugedeckt bissfest kochen lassen. Bei Bedarf heißes Wasser zugeben. Mit Majoran abschmecken. Die Petersilie waschen, trocken schütteln und fein hacken, mit zur Suppe geben.

3 Nach Wunsch können Sie die Suppe auch pürieren, sie wird dann schön sämig.

Abendessen

GEMÜSE VOM GRILL

1 Karotte | 1 kleiner Zucchino | 1 Petersilienwurzel | ½ Knolle Fenchel | ½ Knolle Sellerie | 1 rote Paprikaschote | 2 Frühlingszwiebeln | 1 Knoblauchzehe | je 1 frischer Zweig Rosmarin und Thymian | 1 Lorbeerblatt | 3 Stängel Petersilie | 1 EL Walnussöl

Zubereitungszeit: ca. 25 Min.

1 Backofen auf 200 °C vorheizen.

2 Das Gemüse putzen und waschen. Die Karotte schälen und in Scheiben schneiden, Zucchino, Petersilienwurzel und Fenchel in Stücke schneiden. Den Sellerie schälen und ebenfalls klein schneiden. Von der Paprikaschote die Kerne und die weißen Trennwände entfernen, das Fruchtfleisch in Stücke schneiden. Die Frühlingszwiebeln in Ringe schneiden. Den Knoblauch schälen und fein hacken.

3 Das Gemüse mit dem Knoblauch, dem Rosmarin- und dem Thymianzweig sowie dem Lorbeerblatt auf einem Backblech ca. 15 Min. braten, immer wieder wenden.

4 Derweil die Petersilie waschen, trocken schütteln und fein hacken.

5 Das Gemüse aus dem Ofen nehmen, Rosmarin- und Thymianzweig entfernen und die Gemüsestücke auf zwei Tellern anrichten, mit dem Walnussöl beträufeln und mit der gehackten Petersilie bestreuen.

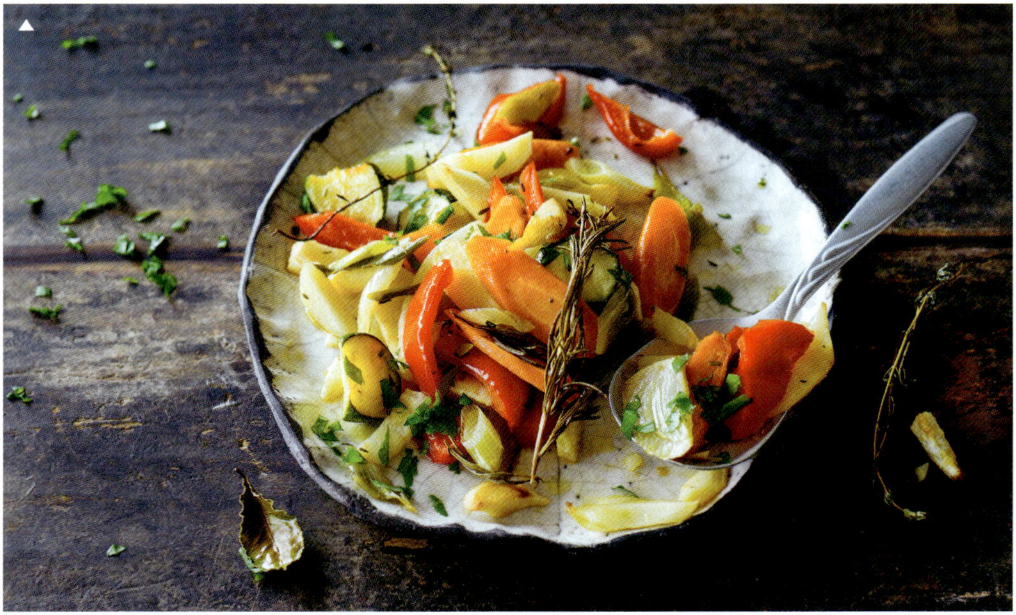

Dritter Tag

Heute steht nach einem warmen Haferfrühstück eine Variante der typischen Fastenkrautsuppe auf dem Programm.

Frühstück

WARMER HAFERBREI MIT BROMBEEREN

4 EL Haferkörner (ersatzweise Haferflocken Großblatt) | 1 Prise Salz | 2 EL Sojajoghurt | 1 Prise Zimtpulver | 1 Prise echtes Bourbon-Vanillepulver | 1 Handvoll Brombeeren (oder andere, möglichst blaue Beeren) | etwas Haferdrink (nach Geschmack) | 4 Walnüsse (möglichst frisch aus der Schale)

Zubereitungszeit: ca. 20 Min.
Einweichzeit: ca. 8 Std.

1 Haferkörner über Nacht mit einer ganz kleinen Prise Salz und 2 EL Sojajoghurt in dreimal so viel Wasser einweichen.

2 Morgens den Hafer mit Zimtpulver und Vanillepulver zum Kochen bringen und auf kleiner Flamme ca. 10 Min. weich köcheln.

3 Inzwischen in einem anderen Topf die Brombeeren sanft erhitzen, bis sie »schmelzen«.

4 Hafer nach Wunsch mit einem Schuss Haferdrink verrühren und mit den warmen Beeren in eine kleine Schüssel geben. Walnüsse grob hacken und darüberstreuen.

Mittagessen

FASTENKRAUTSÜPPCHEN

250 g Weißkraut | 80 g Karotten | 80 g Stangensellerie | 80 g Lauch | 300 g Cocktailtomaten | 1 kleine weiße Zwiebel | 1 Knoblauchzehe | 1 EL Olivenöl | 1 TL gelbes Currypulver | 200 ml pürierte, geschälte Tomaten | 1 TL gemahlener Koriander | 1 Würfel Bio-Gemüsebrühe ohne Salz | 1 Spritzer Sojasoße | 1 Lorbeerblatt | 2 Stängel Zitronengras | ½ kleine getrocknete Chilischote | 1 Scheibe Ingwer | je 3 Stängel Koriander und Petersilie

Zubereitungszeit: ca. 40 Min.

1 Weißkraut, Karotten, Sellerie, Lauch und Cocktailtomaten putzen, waschen und klein schneiden. Die Zwiebel und die Knoblauchzehe schälen und in Streifen schneiden.

2 Olivenöl in einem Topf erhitzen, Zwiebel und Knoblauch darin andünsten. Mit Curry würzen und kurz andünsten. Anschließend Karotten- und Selleriewürfel, Lauch sowie das Weißkraut, die pürierten Tomaten und die Tomatenwürfel dazugeben und mit ¾ l Wasser aufgießen. Koriander, Suppenwürfel, Sojasoße und Lorbeerblatt dazugeben. Zitronengras längs halbieren, etwas daraufklopfen. Chili hacken, Ingwer reiben. Alles in die Suppe geben und aufkochen. 10 Min. kochen lassen, Temperatur reduzieren und so lange köcheln, bis das Gemüse bissfest ist. Zitronengras und Lorbeer wieder entnehmen.

3 Koriander und Petersilie waschen, trocken schütteln, hacken, über die Suppe streuen.

TIPP

WEITERE ANREGUNGEN

Grundsätzlich können Sie für diese Vegan-Fastentage Ihr Repertoire natürlich aus anderen veganen Kochbüchern erweitern und auch dabei nach Bedarf Kalorienträger reduzieren. Besonders eignen sich die leichten Gerichte der mediterranen Küche, wie Sie sich in »Peace Food – Vegano Italiano« finden. Auch sie weisen schon den Weg zu einem neuen leichteren und lockereren Lebensstil.

Abendessen

OFENKARTOFFELN MIT KRÄUTERSOSSE

1 EL Olivenöl | 2 festkochende Kartoffeln | 1 Zweig Rosmarin | ½ Knoblauchzehe | 200 g Tofu natur | ½ EL Leinöl | 1 TL Zitronensaft | Kräuter nach Wahl | Pfeffer aus der Mühle | eventuell etwas Sojamilch

Zubereitungszeit: ca. 45 Min.

1 Backofen auf 200 °C vorheizen.

2 Ein Backblech mit der Hälfte des Olivenöls einpinseln. Die beiden Kartoffeln schälen, längs zweimal durchschneiden und die Stückchen mit einer Schnittfläche auf das Blech setzen. Auch von oben noch einmal leicht ölen.

3 Rosmarin abbrausen und trocken schütteln, dann die Nadeln abstreifen und über die Kartoffeln streuen. Im Ofen für ca. 25 Min. garen, zwischendurch eventuell einmal wenden, damit sie gleichmäßig bräunen.

4 Für die Kräutersoße die Knoblauchzehe schälen und halbieren. Mit Tofu, Leinöl und Zitronensaft im Mixer fein pürieren. Die Kräuter waschen, trocken schütteln und fein hacken. Unter die Tofucreme rühren und das Ganze mit Pfeffer abschmecken. Nach Belieben noch etwas Wasser oder Sojamilch einrühren, bis die gewünschte Konsistenz erreicht ist. Gemeinsam mit den Ofenkartoffeln servieren.

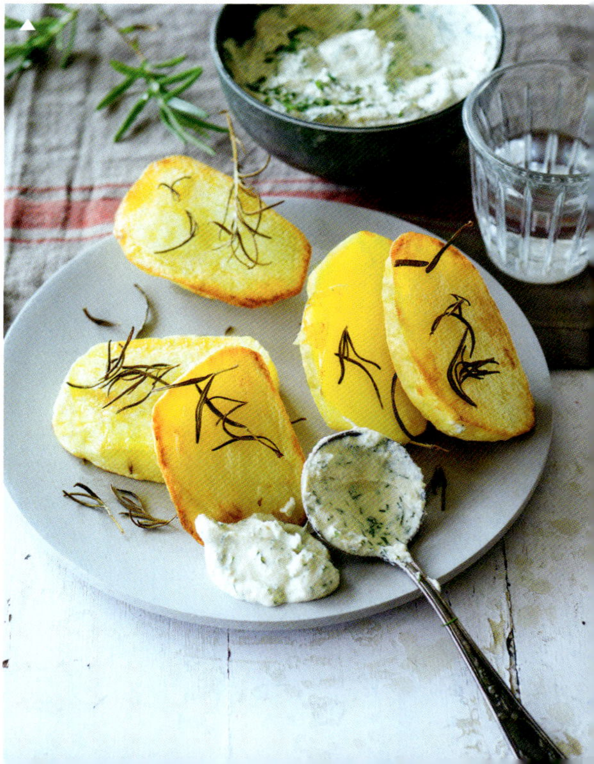

Vierter Tag

Auch die heutige Mittagssuppe ist eine »Stoffwechselsuppe«, von der Sie gern reichlich, ganz nach Lust, essen können.

Frühstück

AYURVEDA FRÜHSTÜCK

½ Ananas | nach Wunsch weitere frische Früchte der Saison | 1 Orange | 60 g Cashewnüsse | 2 EL Kokosraspeln | 2 EL Sojakeimlinge | 1 TL Agavensirup (nach Bedarf)

Zubereitungszeit: ca. 10 Min.

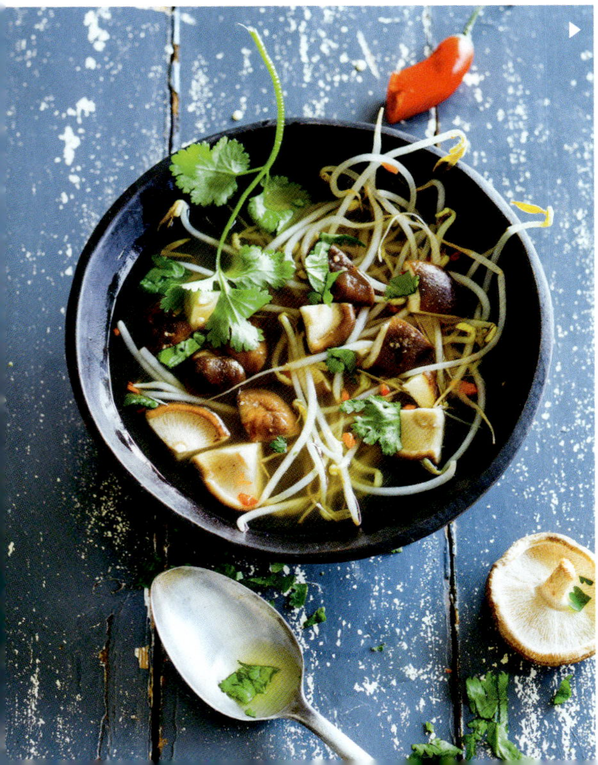

1 Ananas schälen und in kleine Würfel schneiden, die anderen Früchte waschen und klein schneiden. Die Orange auspressen. Die Obststücke in einer Schüssel mit dem Saft marinieren.
2 Cashewnüsse grob hacken und mit den Kokosraspeln und den Keimlingen unter die Früchte mischen, nach Bedarf mit Agavensirup süßen.

Mittagessen

ASIASOUP

1 ½ Würfel Bio-Gemüsebrühe | 1 Beutel Grüntee | 1 EL Sojasoße | 1 Stängel Zitronengras | 1 kleines Stück Ingwer | 300 g Shiitake-Pilze | 1 große Handvoll Sojasprossen | ½ Chilischote | ½ Bund frischer Koriander

Zubereitungszeit: ca. 20 Min.

1 ¾ l Wasser in einem Topf zum Kochen bringen, die Brühwürfel darin auflösen. Den Teebeutel ca. 5 Min. darin ziehen lassen, das Wasser darf nicht mehr kochen. Sojasoße zugeben.
2 Das Zitronengras schälen, die Enden abschneiden, der Länge nach in Streifen schneiden. Den Ingwer schälen, in dünne Scheiben schneiden. Beides in die Suppe geben. Die Pilze waschen und klein schneiden und ebenfalls ein paar Minuten in der Suppe köcheln lassen.
3 Die Sojasprossen waschen und kurz in der Brühe mitziehen lassen. Die Chilischote klein hacken. Den Koriander waschen, trocken schütteln, die Blättchen abzupfen und gemeinsam mit dem Chili zur Suppe geben.

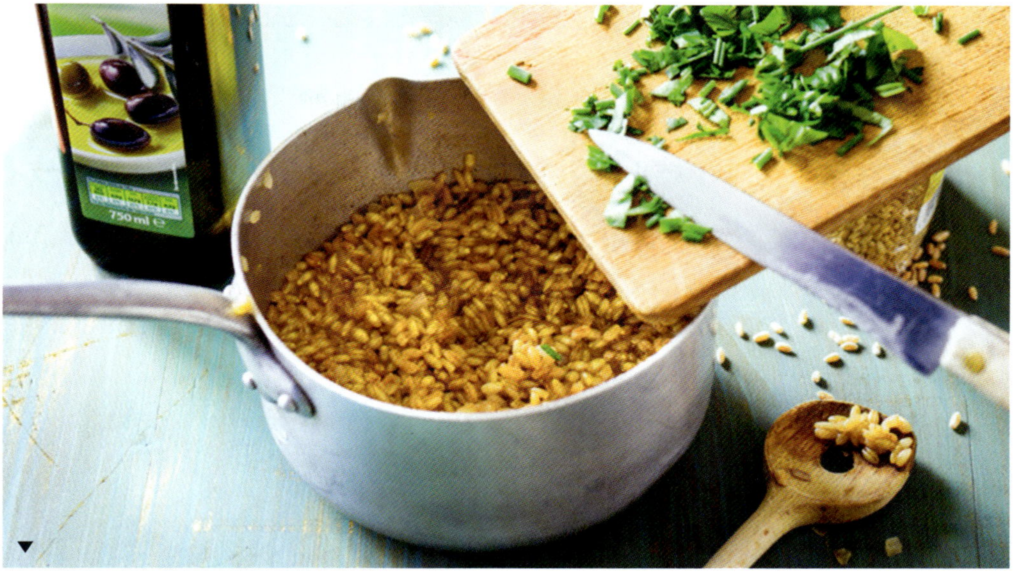

Abendessen

GETREIDERISOTTO MIT FRISCHEN KRÄUTERN

150 g Gerste | 50 g Dinkel | 1 kleine Zwiebel | 3/4 l Bio-Gemüsebrühe | frische Kräuter nach Wahl | 1/2 TL Tamari | 1 EL Olivenöl

Zubereitungszeit: ca. 45 Min.
Einweichzeit: ca. 3 Std.

1 Die Getreide waschen und für ca. 3 Std. in reichlich Wasser einweichen.

2 Die Zwiebel schälen, fein schneiden und in etwas Gemüsebrühe dünsten. Die Getreide abgießen und mit der restlichen Brühe zur Zwiebel geben. Leicht köcheln lassen, bis die Flüssigkeit weitestgehend verdampft ist.

3 Die Kräuter waschen, trocken schütteln und fein hacken. Mit Olivenöl und Tamari unter das Getreide rühren und servieren.

INFO

BIOWAREN SIND DIE ERSTE WAHL

Es kommt Ihrer Gesundheit und Ihrer Körperform sehr zugute, wenn Sie Ihre Lebensmittel in biologisch kontrollierter Qualität kaufen. Das ist teurer, aber es lohnt unbedingt.

Fünfter Tag

Mittlerweile ist wieder Salz im Spiel (des Lebens). Sie können es auch weiterhin sparsam verwenden und auf Kräuter setzen.

Frühstück

HAFERCREME MIT APFEL

2 kleine Äpfel | 1 TL Zitronensaft | 1½ EL Agavendicksaft | 2 TL Walnussöl | 100 g feine Haferflocken | 140 ml Haferdrink | 1 TL Agavendicksaft | 1 Msp. Zimtpulver | 4 Walnüsse

Zubereitungszeit: ca. 10 Min.

1 Äpfel waschen, Kerngehäuse ausstechen. In Scheiben hobeln und mit Zitronensaft, 1 EL Agavendicksaft und Walnussöl marinieren.

2 Haferflocken mit Haferdrink verrühren, mit restlichem Agavensaft und Zimt würzen.

3 Die Apfelringe auf zwei Teller verteilen und die Hafercreme darauf anrichten. Die Walnüsse grob hacken und darüberstreuen.

Mittagessen

SPINATSUPPE MIT KAROTTEN

200 g frischer Blattspinat | ½ Zwiebel | 1½ EL Olivenöl | 400 ml Bio-Gemüsebrühe | 2 zarte Karotten | Muskatnuss | Salz | Pfeffer

Zubereitungszeit: ca. 25 Min.

1 Den Blattspinat verlesen, waschen und abtropfen lassen. Die Zwiebel schälen und fein hacken. 1 EL Olivenöl in einem Topf erhitzen und die Zwiebel darin glasig andünsten. Den Spinat dazugeben und ca. 3 Min. andünsten. Mit der Gemüsebrühe ablöschen und für weitere 5 Min. köcheln lassen.

2 Die Karotten schälen und mit einem Julienneschäler in dünne Streifen schneiden.
½ EL Olivenöl in eine Pfanne geben und die Karottenstreifen ca. 5 Min. darin anbraten. Anschließend in zwei tiefe Teller verteilen.

3 Die Spinatsuppe in einem Mixer fein pürieren, mit Muskatnuss, Salz und Pfeffer würzen und über die Karottenstreifen gießen.

INFO

VIELFALT AUSLOTEN

Diese Woche soll Ihnen nicht nur die körperliche Umstellung auf die vegane Ernährung erleichtern, sondern Ihnen auch Anregungen geben, wie Sie Ihren rein pflanzlichen Speiseplan gestalten können. Sicher haben Sie bereits einiges entdeckt, was Sie auf diese Weise noch nie gegessen hatten. Lassen Sie sich anregen, immer mehr selbst auszuprobieren. Die Möglichkeiten, sich Gerichte mit Zutaten aus der Pflanzenwelt zu kreieren, sind schier unendlich.

Abendessen

ENDIVIE IN LÖWENZAHNTEE

1 EL getrocknete Löwenzahnblätter | 1 Endiviensalatkopf | 1 kleine Zwiebel | 25 g vegane Butter (Alsan) | Salz | Pfeffer aus der Mühle

Zubereitungszeit: ca. 40 Min.

1 Die Löwenzahnblätter zwischen den Fingern zerreiben, in ein Gefäß geben und mit ¼ l kochendem Wasser überbrühen. Ca. 20 Min. ziehen lassen, dann abseihen.

2 Endiviensalat von den äußersten Blättern befreien, vom Strunk aus vierteln, waschen, abtropfen lassen. Die Zwiebel schälen und achteln.

3 Vegane Butter in einer großen Pfanne erwärmen, die Zwiebelstücke darin goldgelb anrösten. Die Salatviertel in die heiße Pfanne legen, salzen, pfeffern und zugedeckt ca. 3 Min. bei schwacher Hitze dünsten. Mit dem Löwenzahntee ablöschen und weitere 5 Min. zugedeckt schmoren lassen.

WECKT DEN STOFFWECHSEL

Die Bitterstoffe aus Endivie und Löwenzahn sind vielleicht anfangs Geschmackssache. Aber sich mit dem Bitteren anzufreunden, hat Vorteile. Denn es reguliert die Verdauung und kurbelt den Stoffwechsel an. Und das erleichtert natürlich das Abnehmen.

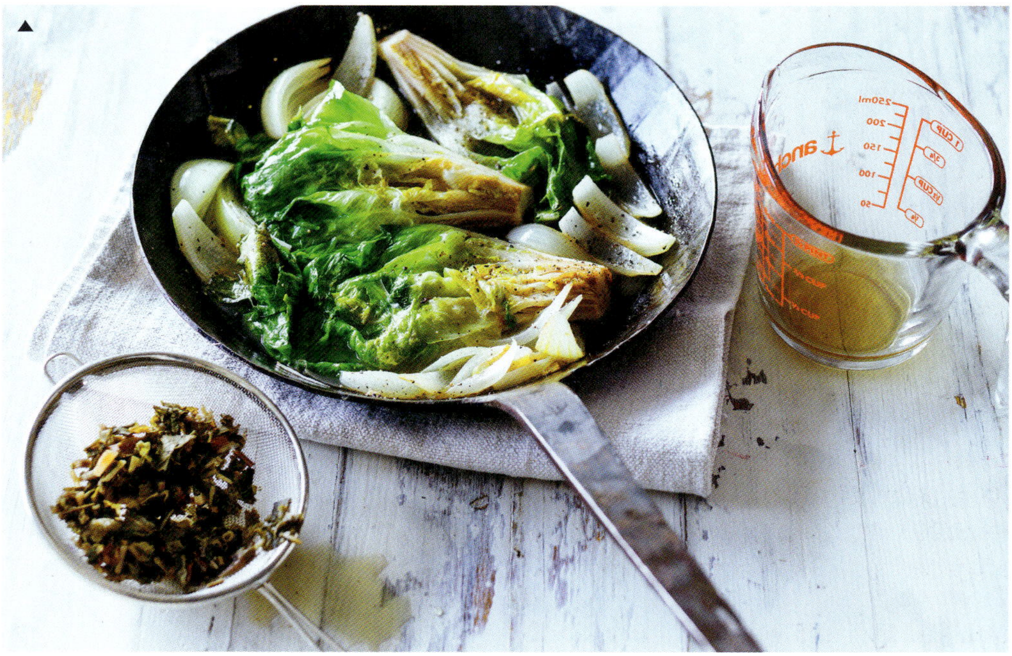

Sechster Tag

Fällt Ihnen die Reise Richtung Idealgewicht schwer? Dann nutzen Sie vielleicht zusätzlich die meditativen Übungen ab Seite 79, um Geist und Seele stärker einzubeziehen.

Frühstück

SCHLANKES FRÜHSTÜCK

400 g Papaya | 2 Kiwis | ½ Limette | 6 EL Sojajoghurt | 1 TL Agavendicksaft

Zubereitungszeit: ca. 10 Min.

1 Papaya und Kiwis schälen und in dünne Scheiben schneiden. Limette auspressen. Sojajoghurt mit 1 TL Limettensaft und dem Agavendicksaft verrühren.

2 Früchte in zwei Schälchen füllen und mit etwas Limettensaft beträufeln. Den vorbereiteten Joghurt darüber verteilen.

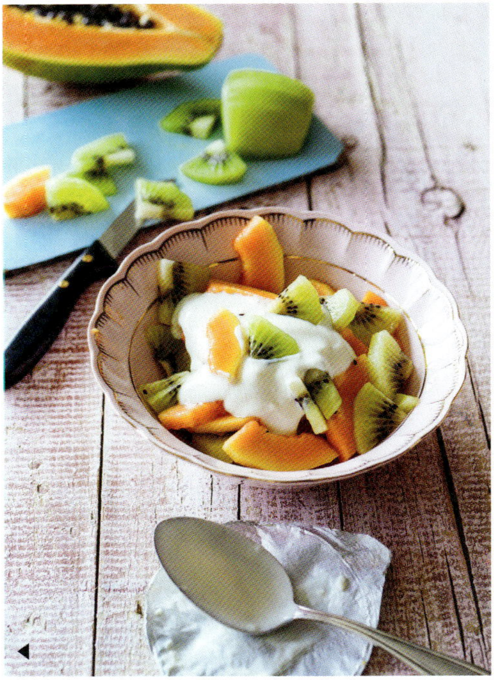

Mittagessen

GEMÜSEGERSTENSUPPE

100 g Rollgerste | 50 g Stangensellerie | 50 g Karotten | 1 EL Olivenöl | ½ l Bio-Gemüsebrühe | 1 Zweig Thymian | 5 Stängel glatte Petersilie | ¼ Bund Schnittlauch | Salz

Zubereitungszeit: ca. 30 Min.
Einweichzeit: 8 Std.

1 Rollgerste über Nacht in reichlich kaltem Wasser einweichen.

2 Sellerie und Karotten putzen, waschen und klein schneiden. In einem Topf das Öl erhitzen, die Gemüsewürfel darin andünsten. Von der Gerste das Einweichwasser abgießen, die Gerste zum Gemüse geben und mit der Gemüsebrühe aufgießen. Den Thymianzweig zugeben und alles ca. 20 Min. köcheln lassen, bis das Getreide angenehm weich ist. Den Thymianzweig danach wieder entfernen.

3 Petersilie und Schnittlauch waschen, trocken schütteln und fein schneiden, in die Suppe geben und mit Salz abschmecken.

Abendessen

SPARGEL IM BACKPAPIER

12 gleichmäßig dicke Stangen Spargel | Salz | ½ Zitrone | ½ trockene Semmel | Olivenöl | ½ Bund Schnittlauch | Backpapier

Zubereitungszeit: ca. 30 Min.

1 Backofen auf 150 °C vorheizen.

2 Vom Spargel die Enden wegschneiden, die Stangen schälen und in kochendes Salzwasser geben. Die Zitrone auspressen, den Saft zum Spargel in den Topf geben, ebenso die trockene Semmel. Für 5 Min. ziehen lassen, dann den Spargel aus dem Wasser nehmen.

3 Backpapier in zwei Hälften teilen. Jede Hälfte mit etwas Olivenöl bestreichen und 6 Stangen Spargel darauflegen. Mit 2 EL Wasser und einigen Tropfen Olivenöl beträufeln, salzen. Das Backpapier über dem Spargel jeweils gut verschließen. Die Spargelpakete anschließend auf ein Blech legen und im Backofen für ca. 15 Min. garen lassen.

4 Den Schnittlauch waschen, trocken schütteln und fein schneiden. Die Spargelpäckchen auf Teller legen, an der Oberseite aufschneiden und den Schnittlauch hineinstreuen.

IDEALE ERGÄNZUNG

Zu diesem Spargelgericht schmecken Kartoffeln sehr gut. Nehmen Sie am besten welche aus der neuen Ernte im Frühjahr und kochen Sie sie gut abgewaschen in der Schale, zumindest bei Bioware.

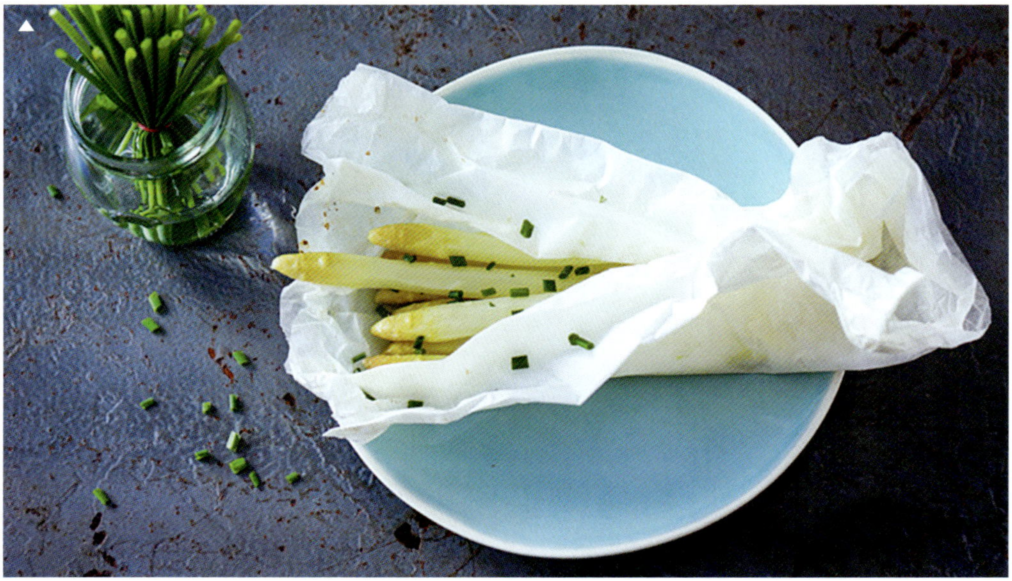

Siebter Tag

Heute endet bereits Ihre Woche mit den Vegan-Schlank-Menüs. Bestimmt spüren Sie körperliche Veränderungen, fühlen sich vielleicht freier und leichter. Und hoffentlich haben Sie Lust, Ihr vegan frisches Lebensgefühl weiter zu vertiefen. Die Rezepte ab Seite 88 bieten Ihnen dazu jede Menge Auswahl. Auf dieser Basis (sowie mithilfe weiterer Bücher mit Vegan- oder speziell Peace-Food-Rezepten) können Sie bald selbst kreativ werden und nicht nur Ihr Idealgewicht erreichen, sondern auch Ihren idealen Alltagsspeiseplan zusammenstellen und immer neue Köstlichkeiten genießen.

Frühstück

OBSTMÜSLI

2 EL Sonnenblumenkerne | 1 EL Rosinen | 1 Apfel | 1 Birne | 4 EL Sojajoghurt | Birnen- oder Apfeldicksaft | 4 EL Weizenflocken

Zubereitungszeit: ca. 10 Min.
Einweichzeit: ca. 8 Std.

1 Sonnenblumenkerne und Rosinen mit kaltem Wasser bedeckt über Nacht einweichen.

2 Apfel und Birne waschen, schälen, Kerngehäuse entfernen. In Stücke schneiden. Sonnenblumenkerne und Rosinen abtropfen lassen, mit Obst und Sojajoghurt mischen, etwas süßen.

3 Mit den Weizenflocken bestreut servieren.

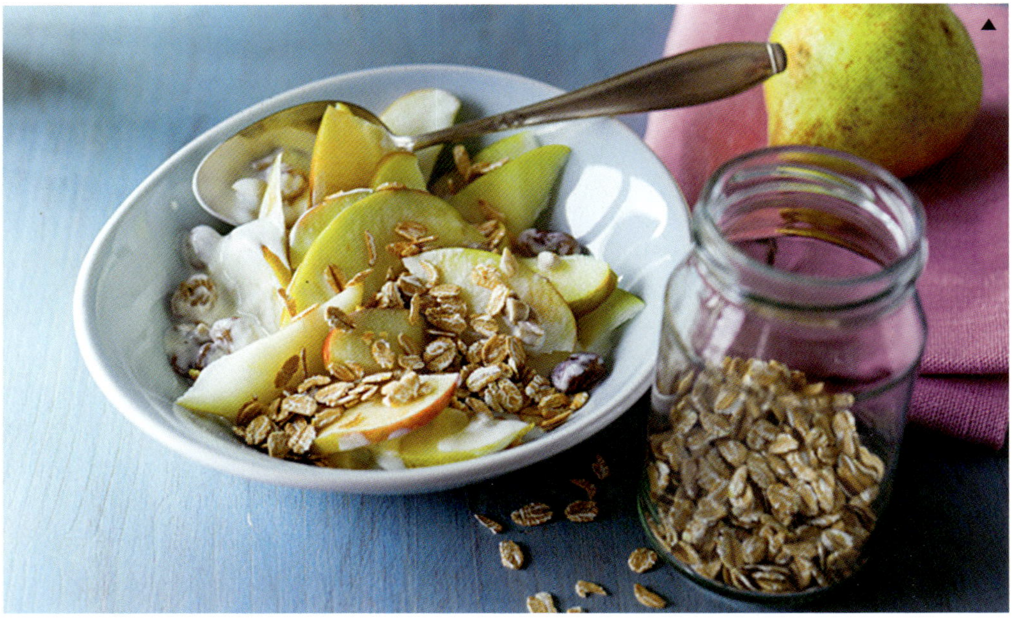

Mittagessen

VITALSUPPE MIT GEMÜSE UND INGWER

½ weiße Zwiebel | 150 g Kürbis | 1 gelbe Paprikaschote | 1 Stück Ingwer (ca. ½ cm) | 1 EL Olivenöl | ¾ l Bio-Gemüsebrühe | Salz | Pfeffer aus der Mühle

Für die Gemüseeinlage: 120 g gemischtes Gemüse (Kohlsprossen, Fenchel, Lauch, Pilze, Kürbis) | 1 EL Olivenöl | Salz | Kräuter nach Wahl zum Garnieren

Zubereitungszeit: ca. 35 Min.

1 Zwiebel und Kürbis schälen, klein würfeln. Paprikaschote waschen, entkernen, Stielansatz und Trennwände entfernen, Fruchtfleisch klein schneiden. Ingwer schälen und hacken.

2 In einem Topf das Olivenöl erhitzen und die Zwiebelstücke darin andünsten. Kürbis, Paprika und Ingwer dazugeben. Kurz anrösten, mit der Gemüsebrühe ablöschen. Bei niedriger Temperatur weich köcheln. Mit dem Stabmixer fein pürieren und mit Salz und Pfeffer abschmecken.

3 Für die Einlage die Gemüse putzen, waschen und klein schneiden. Das Olivenöl erhitzen und die Gemüsestücke darin bissfest garen. Salzen.

4 Die Suppe in tiefe Teller gießen, das Gemüse in die Mitte legen, mit Kräutern garnieren.

MEHR INNERE WÄRME

Wer die Suppe wärmender mag, kann zusätzlich mit Chili oder Tabasco würzen.

Abendessen

FENCHEL IN MATETEE

1 TL Mate | 2 Knollen Fenchel | 1½ EL Olivenöl | Salz | ½ TL Szechuanpfeffer (oder rosa Pfefferbeeren) | Agavensirup nach Belieben

Zubereitungszeit: ca. 35 Min.

1 Den Matetee mit ca. 350 ml kochendem Wasser überbrühen und ungefähr 10 Min. ziehen lassen, dann abseihen.

2 Fenchel waschen, die äußeren Blätter und den unteren Teil vom Strunk entfernen, den Rest längs in dünne Scheiben oder einfach in Streifen schneiden, salzen. Etwas Fenchelgrün fein hacken und beiseitelegen.

3 Das Öl in einer großen Pfanne erhitzen, die Fenchelscheiben nacheinander von beiden Seiten anbraten. Mit dem Matetee ablöschen und 10 Min. bei mittlerer Hitze köcheln lassen.

4 Vor dem Servieren den Szechuanpfeffer im Mörser zerreiben. Den Fenchel damit bestreuen und mit etwas Agavensirup beträufeln. Mit dem Fenchelgrün garniert servieren.

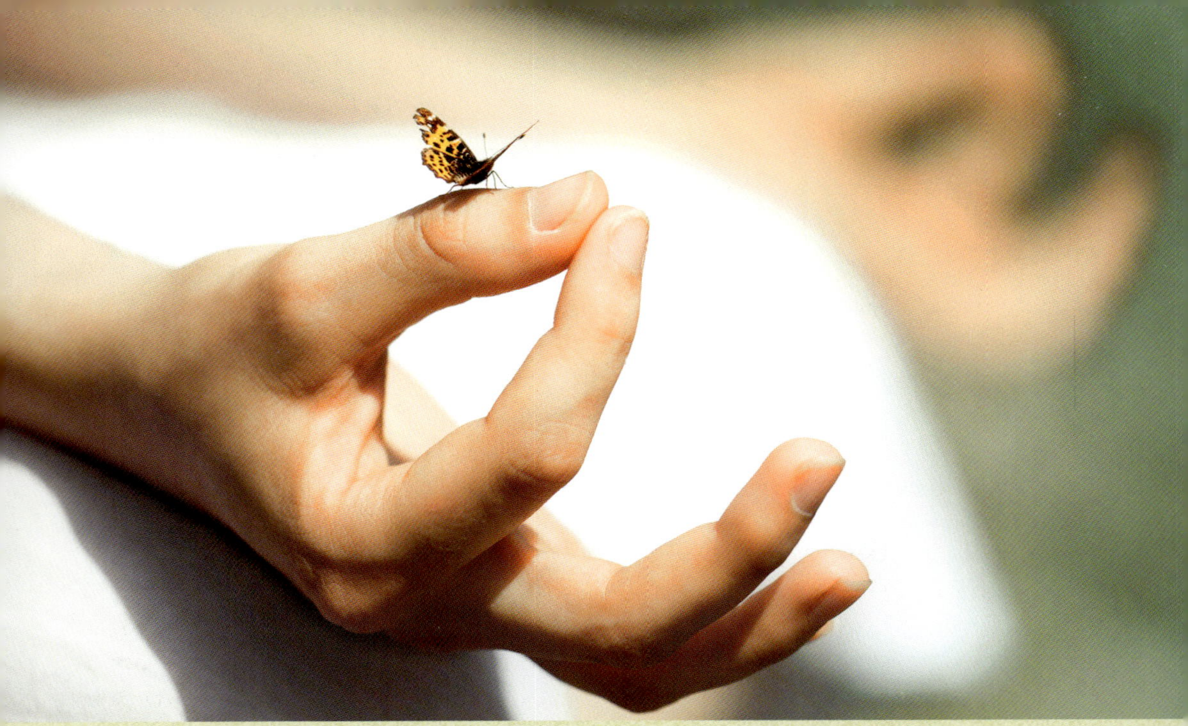

MEDITATIONEN ZUM LOSLASSEN

Beim Fasten gilt: Weniger ist mehr. Fasten und Loslassen sind ihrem Wesen nach eng verbunden. Wenn der Körper schon auf Loslassen von Gewicht und Ballast eingestellt ist, fällt es Seele und Geist leichter, sich mit einzuklinken. Wir können dann auch auf diesen Ebenen für Erleichterung sorgen. Wir leiden so unter Rundheit und Polstern, unter Überfluss und eigenem Speck, dass Loslassen zu einem Gesundheitsgebot erster Ordnung geworden ist. Weniger auf den Rippen und auf der Seele zu haben, würde viele moderne Menschen erleichtern und geradezu beglücken.

Qualität statt bloße Quantität

Der frühere Mangel an Quantität ist nicht nur in der Ernährung längst einem an Qualität gewichen. Insofern ist während des Fastens mit veganen Köstlichkeiten ganz vorrangig auf Qualität zu achten – auf allen Ebenen. Was immer wir uns zuführen, wie etwa Smoothies und Gemüsesuppen, sollte am besten aus dem eigenen Garten, der Wildnis oder aus dem Bioladen oder Reformhaus stammen. Von hochverdichteten und hochkalorischen Nahrungsmitteln, denen wir unser Übergewicht und viele Krankheitsbilder verdanken, geht der Weg zu qualitativ hochwertigen Lebensmitteln, deren Reichtum an sekundären Pflanzenstoffen, Vitaminen und Ballaststoffen wir noch schmecken können, vor allem aber auch ihre Lebensfrische und die Sonne, die sie gespeichert haben.

Bewusstheit ins Leben bringen

All das, was wir beim Fasten an innerer Leichtigkeit und neuer, wahrer Fülle gewinnen, wirkt sich auf alle anderen Lebensbereiche aus. Vor allem, wenn wir diese Zeit mit Meditationen und Übungen auf der geistigen und seelischen Ebene begleiten, beginnen wir ein ganz neues Leben.
Beim Fasten ist es äußerst hilfreich, möglichst viele Rituale zu machen und die Tage so bewusst wie möglich zu verbringen. Mit (geführten) Meditationen lässt sich dem Tagesablauf ein idealer Rahmen geben. Die CD »Sinnlich Fasten« beispielsweise bringt für jeden Morgen eine Einstimmung auf die Qualität des Tages und damit ein Einschwingen auf sich bietende Möglichkeiten.

Für den Tagesabschluss am Abend empfiehlt sich die folgende Bilanz-Meditation, eine tägliche Reflexion. Lesen Sie sie am besten zuerst ein paar Mal, um sie zu verinnerlichen – oder lassen Sie sie sich vorlesen, das ist noch angenehmer.

DEN TAG RÜCKWÄRTS ERLEBEN

- Legen oder setzen Sie sich bequem hin, lassen Sie die Augen zugehen und stellen Sie sich vor, wie mit dem Ausatem alles Überflüssige zu den Finger- und Zehenspitzen hinausfließen kann, während Sie einatmend an ein Lächeln denken und so Einatemzug für Einatemzug mehr von der Weite und Offenheit des Lächelns hereinbekommen. Ausatmend werden Sie nach und nach immer mehr Überflüssiges los.
- Dann lassen Sie den zu Ende gehenden Tag vor Ihrem inneren Auge rückwärts Revue passieren. Alle Besonderheiten, die sich jetzt mit dem ersten aufsteigenden Gedanken melden, bekommen mit dem Lächeln des Einatems Ihre ganze Offenheit – und mit dem Ausatem lassen Sie sie los und wie anderes Vergangenes und überflüssig Gewordenes durch Finger- und Zehenspitzen abfließen.
- So können Sie den ganzen Tag zurückgehen. Sie werden irgendwann am Morgen ankommen und nochmals Ihr Aufwachen erleben. Gehen Sie dann noch weiter zurück, lassen Sie sich in die Welt der Seelen- und Traumbilder gleiten …

Entrümpeln auf allen Ebenen

Wer Fülle im Bewusstsein und Herzen erlebt, kann vieles loslassen, was sein Leben zuzumüllen droht. Bevor wir in Altem, Überlebtem ersticken, könnten wir einen der Fastentage einem Großputz und der Entsorgung angesammelten Gerümpels widmen. Das wäre im Sinne einer aktiven kontemplativen Meditation eine wundervolle Übung, die – konkret durchgeführt – gleichsam rituell auf alle anderen Ebenen mit einwirkt und dort aufräumt.

ALTES ZIEHEN LASSEN

- Machen Sie es sich bequem, schließen Sie die Augen und sich damit bewusst von der Außenwelt ab. Erlauben Sie sich, Ihre Atemzüge zu beobachten und beim Einatmen an Ihr inneres Lächeln zu denken und beim Ausatmen an Entspannung und Loslassen. Lassen Sie zu, dass Sie Ihrem ersten aufsteigenden Gedanken vertrauen: Was sollten Sie heute entrümpeln, entsorgen, weggeben? So kommen von innen aus Ihrer eigenen Mitte die besten Antworten und Impulse.
- Nehmen Sie nun in Gedanken jedes für die Entsorgung infrage kommende Stück nochmals bewusst in die Hand, erinnern Sie sich, inwieweit es Ihnen gedient hat, danken Sie ihm dafür und geben Sie es ganz bewusst in den Kleidersack für die entsprechende Kleidersammlung oder auf den Stapel jener Bücher, die Sie einer Bücherei schenken oder irgendwo in Ihrer Stadt aussetzen, oder auch manches gleich in den Müll zu dieser grundlegendsten Art des Recyclings.
- Setzen Sie das Vorgestellte nach dieser kleinen Meditation in die Tat um.

TIPP

DAS EIS (DES HERZENS) SCHMELZEN

Wer sich zu wenig herzlich und im Gegenteil zu kalt und verschlossen auf Herzensebene fühlt, kann die Gelegenheit während des Fastens nutzen und seinen sowieso (beinahe) leeren Kühlschrank ganz bewusst und im Sinne eines Rituals abtauen. Hier ist es wichtig, sich auf eine recht lange Meditation einzustellen und immer wieder bewusste Zeiten vor dem offenen ausgeschalteten Eiskasten zu sitzen und zuzusehen, wie das Eis (von der Seele) schmilzt.
Sie dürfen gespannt sein, was sich durch dieses bewusste Schmelzenlassen in Ihrem Leben ändern wird. Milton Erikson, das Psychotherapie-Genie des letzten Jahrhunderts, hat mit diesem Ritual beispielsweise einer Patientin den Ausstieg aus ihrer Frigidität ermöglicht.

Wenn Sie sich und Ihre Wohnung solcherart erleichtert haben, setzen Sie sich doch einmal bewusst in einen fühlbar leerer gewordenen Raum und spüren Sie dem nun erleichterten Seelengefühl nach. Genießen Sie bewusst, wie sich die Chancen auf Unordnung mit jedem weitergegebenen Stück verringert haben. Vielleicht können Sie sogar wahrnehmen, dass (Weg-)Geben tatsächlich seliger als Nehmen ist, und nachfühlen, warum der heilige Franziskus seinen Orden auf materielle Armut einschwor. Er hatte dabei ganz sicher neben der äußeren Leere inneren spirituellen Reichtum im Sinn.

Ordnung schafft Weite und Klarheit

Vielleicht wollen Sie dieses befreiende Gefühl der Trennung von Überflüssigem und der neuen Ordnung auch noch auf Ihren Schreibtisch ausdehnen. Es könnte allerdings in Verbindung mit Fasten und dem neuen veganen Lebensstil auch auf die ganze Arbeit und sogar das Leben übergreifen. Diese Tendenz ist ebenso bekannt wie erprobt. »Wer nicht Ordnung schafft, wird irgendwann von der Unordnung geschafft« heißt es, und das gilt im Körper wie in Seele und Geist – eben im Leben.
Der Physik-Nobelpreisträger Erwin Schrödinger ging so weit zu sagen, wir lebten energetisch und ordnungsmäßig vom Licht der Sonne. Sie versorge uns über Pflanzen mit Lichtphotonen und mit Ordnung. Nur mithilfe dieser aufgenommenen Energie und Ordnung könnten wir ständig der Tendenz zu wachsender Entropie, Unordnung, in der Schöpfung widerstehen und unseren Organismus weiterentwickeln.
Aber auch ohne wissenschaftliche Erklärung ist die göttliche Ordnung, die wir beim Fasten erreichen können und die sich zunehmend in der innerlich wachsenden Ordnung spiegelt, wundervoll erfahrbar. Loslassen – sowieso schon zum modernen Zauberwort geworden – bringt uns der großen Ordnung Stück für Stück näher.

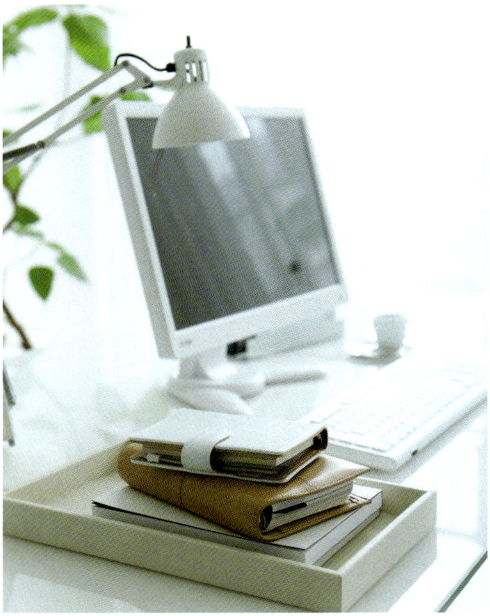

An einem aufgeräumten Arbeitsplatz herrscht Klarheit. Sie reicht oft bis in die Gedanken.

Ganzheitliche Entlastung

Mittlerweile scheint es von allem zu viel zu geben – außer vom Richtigen. Wir werden Tag für Tag überschüttet mit Belangslosem und sogar Falschem. Das gilt für viele Lebensbereiche und nicht zuletzt für Informationen, insbesondere rund um die Themen Gesundheit und Wohlergehen. Die Mainstream-Medien haben sich aus meiner Sicht mit der seinerzeit sehr durchsichtigen Thematisierung von Vogel- und Schweinegrippe zugunsten der Pharmaindustrie bereits aus der Seriosität verabschiedet, jedenfalls was Gesundheit angeht. Moderne IT-Infoquellen zweifelhafter Qualität überschwemmen uns mit einer Wissensflut, die weder brauch- noch verarbeitbar ist.

Wenig Wichtiges ist so viel mehr als viel Beliebiges!

Das Geheimnis von Erfolg und Glück liegt inzwischen darin, aus dem überbordenden Angebot das wenige Wichtige und Wesentliche herauszufiltern. Wir bräuchten händeringend verlässliche Information statt tendenziöse Beeinflussung. Statt mit den vielfältigsten Printmedien Ressourcen zu verschwenden und Ablagen zu verstopfen und mit zweifelhafter Information das Gehirn zu vermüllen, wäre auch hier eine Loslass-Meditation möglich.

WAS IST MIR WESENTLICH?

- Statt am Abend gewohnheitsmäßig auf den Fernsehknopf zu drücken, könnten Sie in Ihrer Fastenzeit einmal in einem bequemen Sessel versinken und sich fragen, was innen los ist. Was spüren Sie da, wenn Sie einfach nur Ruhe geben und sich vom Außen zurückziehen?
- Mit ein paar bewussten Ausatemzügen lassen Sie los, lassen sich bei sich selbst ankommen. Und mit jedem Einatmen holen Sie ein Lächeln zu sich herein.
- Derartig entspannt fragen Sie sich nun: Welche Art Info ist für mich wesentlich und woher bekomme ich sie am besten und am einfachsten? Und: Was könnte ich an meinen Feierabenden feiern, wenn ich sie nicht mit Fernsehen fülle? Was bringt mir die wirkliche Fülle eines Feierabends im Hinblick auf meine Erfüllung? Habe ich überhaupt noch Ideen, wie ich meine Freizeit selbst und tatsächlich erfüllend organisieren könnte?

Von der Gabe zur Begabung

Je mehr Überflüssiges wir loslassen, desto mehr kann das Wesentliche zum Vorschein und zum Tragen kommen. Jeder Mensch hat nach meiner Erfahrung eine Gabe, die er der

Welt schenken kann und will. Und nur wenn er das tut, ist er auch glücklich. Beim Fasten bietet sich eine ideale Gelegenheit, diese Gabe aufzufinden und sich ihr zu widmen, sie zu einer Begabung auszubauen und dann mit Hingabe der Umgebung zu schenken. Hier öffnet sich der Weg vom Job zum Beruf und zum inneren Ruf, der die Seele meint. Wenn in Deutschland laut FAZ über 70 Prozent der Angestellten innerlich gekündigt haben, ist das ein schlimmes Ergebnis – vor allem für die Seelen der Betroffenen. Fasten kann helfen, wieder Sinn zu finden und Fuß zu fassen.

INFO

DAS GEHEIMNIS DER ZEIT

Wir sparen ständig Zeit und haben doch keine. Das geht so weit, dass vielen überhaupt keine Zeit mehr zum Leben, zum bewussten, gespürten, erfüllten Leben bleibt. Offenbar müssten wir viele Zeitsparmaßnahmen wieder loslassen, um wirklich Zeit für uns und das für uns Wesentliche zu bekommen. Auch das ist ein bewusster Akt des Loslassens.

SINN ENTDECKEN

- Legen oder setzen Sie sich entspannt hin, schließen Sie die Augen und lassen Sie sich mit einigen Ausatemzügen und Seufzern tiefer in die Unterlage und die Entspannung sinken.
- Fragen Sie sich, ob Sie eher einen Job oder einen Beruf haben. Was an Ihrer Tätigkeit ruft und nährt Ihre Seele? Macht es Sinn für Sie, was Sie die meiste Zeit über tun?
- Fragen Sie sich – mit jedem Ausatmen tiefer sinkend –, wie lange Sie damit warten wollen, etwas zu machen, was in Ihren eigenen Augen Sinn ergibt und Ihre Seele erfreut und wachsen lässt?
- Und dann lassen Sie sich weiter sinken und befragen Ihre Seele selbst, was sie als Ihre Gabe ansieht und welche Begabung daraus erwachsen möchte. Sie wird Ihnen mit dem ersten aufsteigenden Gedanken antworten. Nehmen Sie sich Zeit, diesem Gedanken nachzuhängen.
- Schreiben Sie anschließend am besten auf, was aus dieser Meditation in Ihrem Bewusstsein hängen geblieben ist.

Es geht um die eigene Lebenszeit

Fasten ist die ideale Zeit, um wieder Herr seiner Zeit oder deren Chefin zu werden. Es wäre beispielsweise eine schöne Meditation, sich ganz bewusst und geradezu kontemplativ den alten, aber immer aktueller werdenden Film »Momo« anzuschauen. Die darin karikierten grauen Männer und Zeitdiebe werden ständig aktiver in den Firmen und im individuellen Leben. Während die bezaubernde Momo ihren Kampf gegen die grauen Männer gewinnt, könnten sich Ideen ergeben, wie der eigene Kampf ums eigene Leben – auch auf der Zeitebene – zu gewinnen wäre. Keine Zeit legt das so nahe wie die Fastenzeit: Jetzt geht es um Leben und nicht mehr nur um Überleben.

Auch die wenigen Menschen auf Momos Seite sind wundervolle Lehrer, wie Beppo Straßenkehrer, der Zen-Meister, der nur immer den nächsten Meter Straße kehrt und so jede Straße jeder Länge schafft …

JETZT LASSE ICH LOS

- Legen oder setzen Sie sich entspannt hin, schließen Sie die Augen und lassen Sie sich mit einigen Atemzügen und Seufzern tiefer in die Entspannung gleiten.
- Fragen Sie sich nun, was Sie von Ihren Lebens- und Genussgewohnheiten jetzt und für die Zukunft loslassen wollen. Dinge etwa, von denen Sie wissen, dass sie Ihnen schaden, für deren Verabschiedung nur noch nicht der entscheidende Moment gekommen war. Das können ausgewiesene Gifte wie Nikotin und Alkohol sein, aber auch Schädliches und Gefährliches wie Milch(produkte) und überhaupt Tierprotein, zuckerreiche Süßigkeiten und industrielle Fertignahrung, gehärtete Fette und ein Übermaß an Kaffee. Es könnten aber auch längst belastende Gewohnheiten am Arbeitsplatz oder in Bezug auf die Familie sein. Nehmen Sie sich immer nur einen Punkt pro Meditation vor.
- Fragen Sie sich beziehungsweise Ihre Seele: Auf welche Weise kann ich es anstellen, diese Sache wirklich zu reduzieren oder loszulassen? Was könnte ich in Zukunft stattdessen tun? Die Seele wird Ihnen wieder bereitwillig im ersten aufsteigenden Gedanken antworten. (Hierfür empfehle ich die Musik »Seelenhauch«, Nr. 10, die Sie auf unserer Website finden können, ▸ **siehe Seite 122**.

ALTE STANDPUNKTE PRÜFEN

- Legen oder setzen Sie sich wieder bequem in Ihre Lieblingsposition, die Sie gern zur Meditation einnehmen, nutzen Sie den Ausatem und Ihr inneres Lächeln, das Sie im Körperhaus herumschicken, um immer tiefer und tiefer in die Entspannung einzutauchen.
- Lassen Sie jetzt mit dem ersten aufsteigenden Gedanken einen eigenen Standpunkt auftauchen, der Ihnen besonders wichtig ist. Nehmen Sie gleich den ersten, der sich zeigt, wahr und wichtig. Stellen Sie sich im wahrsten Sinne des Wortes in ihn hinein, nehmen Sie diesen Standpunkt ein und spüren Sie, ob er überhaupt noch zu Ihnen passt. Wenn ja, schicken Sie ihm Ihr Lächeln, wenn nein, verabschieden Sie ihn und lassen ihn mit dem nächsten Ausatem sehr bewusst los.
- Nehmen Sie sich immer nur einen Standpunkt auf einmal vor. Wenn Sie ihn nicht mehr brauchen können, lassen Sie ihn

leicht und entspannt los und verabschieden ihn mit einem Lächeln – für irgendetwas hat er Ihnen gedient. Und nun lassen Sie ihn und sich frei.

- Wenn Sie im Anschluss an diese Meditation wieder aufstehen, bleiben Sie doch mal bewusst für einen Moment stehen. Spüren Sie nach, wie Sie sich jetzt ohne den alten Standpunkt fühlen. Inwieweit hat Sie Ihr Abschied erleichtert und vielleicht sogar befreit? Was empfinden Sie jetzt ohne ihn?

Projektionen aufgeben, Schatten anerkennen

Fasten ist auch die ideale Gelegenheit, um aus der Sündenkrämerei auszusteigen. Von Ihnen persönlich ausgewählte Sündenböcke aus dieser aufgezwungenen Rolle zu (er)lösen, entlastet nicht nur diese, sondern vor allem Sie selbst. Wer draußen Schuldige sucht, hat die Spielregeln des Lebens einfach noch nicht begriffen. Den größten Bock aber schießt, wer andere zu (Sünden-)Böcken macht. Er wird – selbst natürlich schuldlos – von lauter Schuldigen an der Misere seines Lebens umgeben, schließlich frustriert vor den Trümmern eines gescheiterten Lebens stehen.

Wer dagegen, statt Schuld zu projizieren, Verantwortung übernimmt und Antworten auf die Herausforderungen des Lebens sucht, wird sie und sich finden und sich obendrein weiterentwickeln zu Selbsterkenntnis, Toleranz und Milde – sich selbst und anderen gegenüber. Wer die eigenen dunklen Seiten kennt, kann, statt anderen Knüppel zwischen die Beine zu werfen, ihnen eine helfende Hand reichen – gerade in Situationen, wo diese es am wenigsten erwarten. In solchen Momenten wird er anderen regelrecht zum Engel.

ENGEL ENTDECKEN

- Lassen Sie Ihre Augen zu- und Ihr inneres Lächeln aufgehen und mit dem ersten aufsteigenden Gedanken jenen Menschen auftauchen, den Sie bisher für schuldig an Ihrem Unglück oder Misserfolg hielten.
- Reflektieren Sie die Situation und erkennen Sie in diesem Moment, welchen Anteil Sie selbst an der Situation haben und was Sie dies alles möglicherweise lehren will. Wofür können Sie dankbar sein? Ein Engel muss keine Flügel haben. Er kann anderen Flügel verleihen.

TIPP

GANZ NACH BEDÜRFNIS

Von all den meditativen Angeboten aus diesem Kapitel können Sie sich für Ihre individuelle Fastenkur das auswählen, was zu Ihnen passt, was Sie anspricht und Ihnen Unterstützung verspricht. Im Anhang finden Sie viele weitere Ideen.

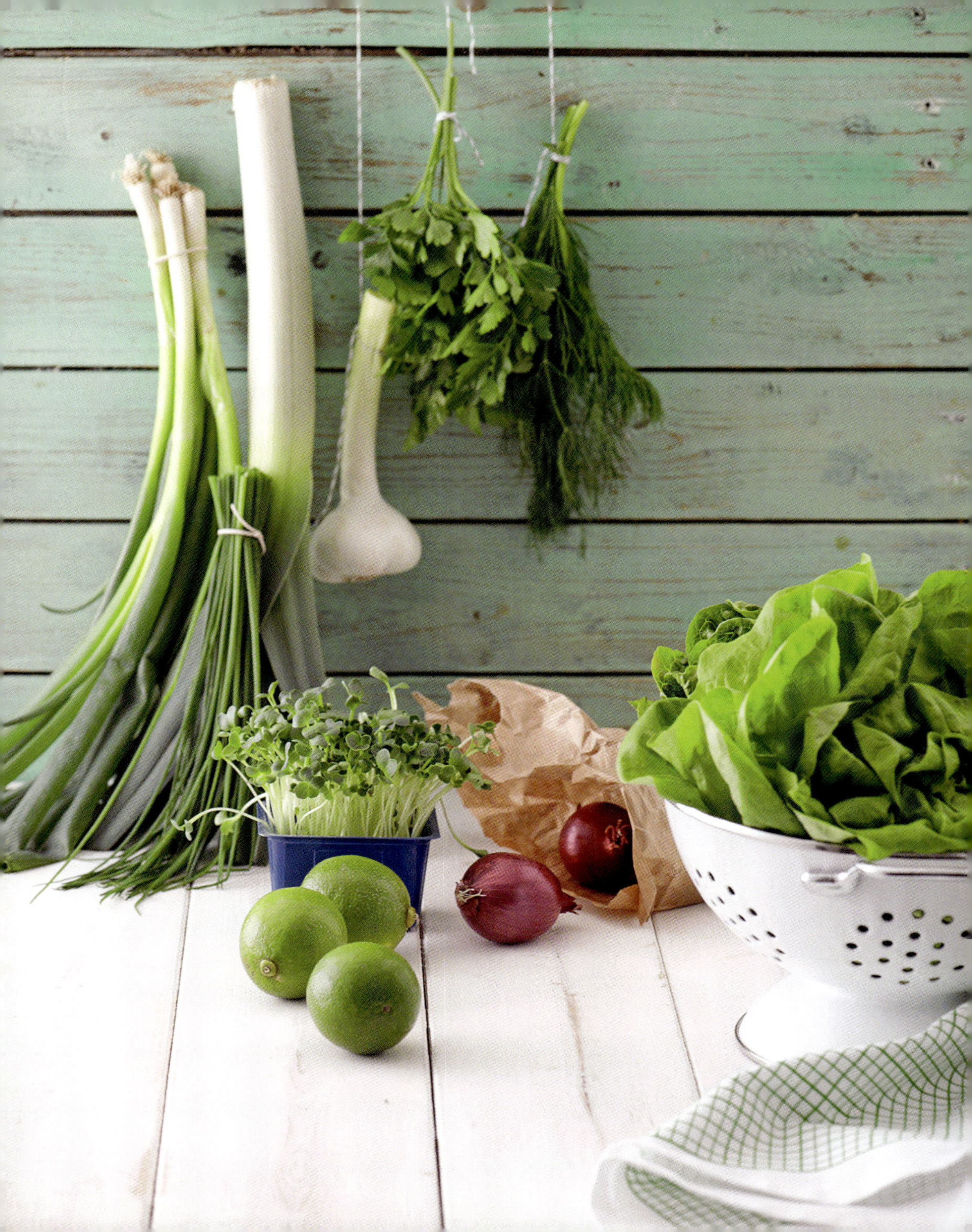

VEGANE SCHLANK-REZEPTE FÜR JEDE JAHRESZEIT

DIE VIELFÄLTIGEN REZEPTE DER FOLGENDEN SEITEN EIGNEN SICH FÜR DEN AUFBAU NACH EINER KLASSISCHEN FASTEN-KUR ODER EINER SMOOTHIE-KUR SOWIE FÜR DIE GESUNDE, FITTE, VEGAN-VOLLWERTIGE ERNÄHRUNG GANZ ALLGEMEIN.

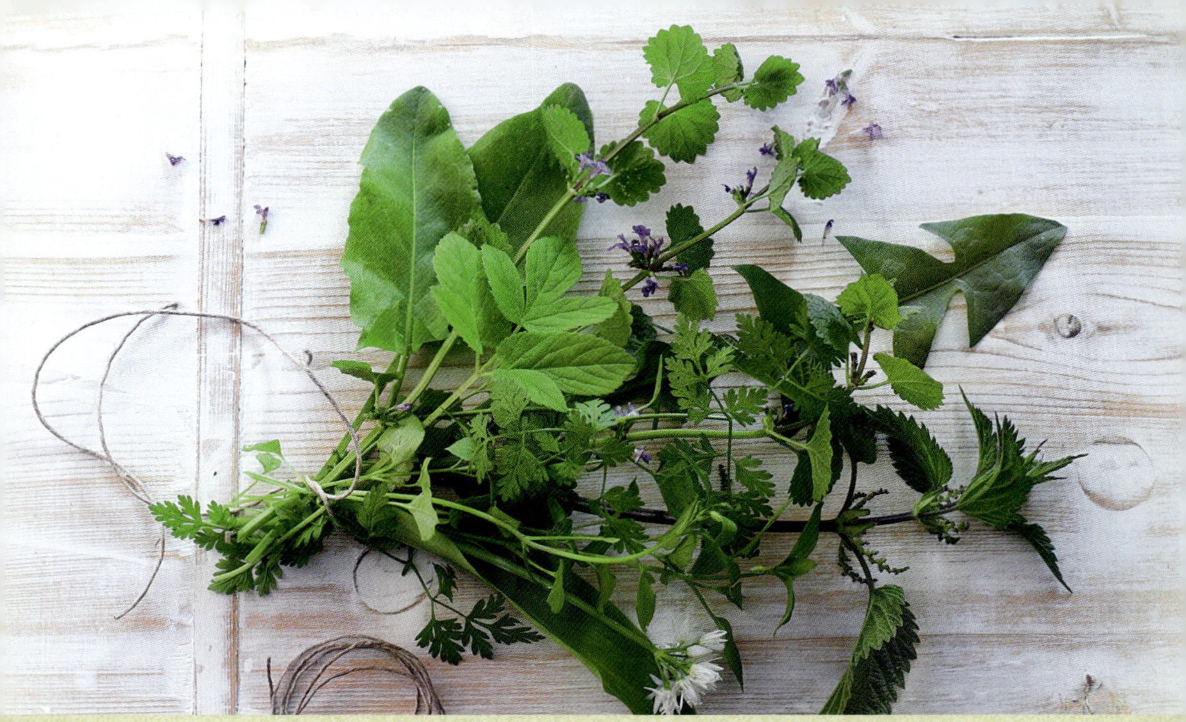

PEACE FOOD FÜR DEN FRÜHLING

Wenn die Tage spürbar länger werden und die gesamte Natur allmählich zu neuer Vitalität erwacht, bereiten auch wir uns auf eine neue Runde im Kreislauf des Lebens vor. Unterstützen lässt sich das Programm, das der Körper jetzt ohnehin ausführen möchte, am allerbesten mit einer Fastenkur und einer anschließenden Ernährung, die ihm genau das gibt, was er fürs Neue braucht: Frische, Energie, Lebensfreude.

Die folgenden Rezepte bieten eine Auswahl an Köstlichkeiten, die Sie bei einer vegan-vollwertigen Ernährung genießen können. Bauen Sie sie in Ihre kalorienreduzierte Fastenmenü-Kur ein oder schlemmen Sie im Alltag in dieser Weise. Im Frühling natürlich mit vielen frischen Kräutern und im Sinne der neu erwachenden Lebensgeister. Da es draußen fühlbar wärmer wird, sind die Speisen wieder leichter als im Winter.

Frühstück

Das Frühstück ist der Start in den Tag. Am besten frühlingshaft leicht und frisch.

KRÄUTERMÜSLI

40 g Dinkelflocken | 1 Bund Kräuter (Petersilie, Basilikum, Löwenzahn) | Salz | 1 EL Sonnenblumenkerne | 2 EL Alfalfasprossen

Zubereitungszeit: ca. 10 Min.
Einweichzeit: ca. 8 Std.

1 Dinkelflocken in 120 ml Wasser zugedeckt im Kühlschrank über Nacht stehen lassen.
2 Die Kräuter waschen, trocken schütteln, fein hacken. Unter den Dinkel rühren, salzen.
3 Die Sonnenblumenkerne in einer Pfanne ohne Fett kurz anrösten und gemeinsam mit den Sprossen über das Müsli geben.

OBSTSALAT MIT DATTELN

1 Granatapfel | 2 Orangen | 1/4 Ananas | 4 frische Datteln | 1 EL Agavendicksaft | 1 EL Mandelplättchen

Zubereitungszeit: ca. 10 Min.
Kühlzeit: ca. 1 Std.

1 Den Granatapfel halbieren und die Kerne mit einem Teelöffel aus den weißen Häuten lösen. Die Orangen schälen, auch die weiße Haut entfernen, die Frucht in Spalten teilen. Die Ananas schälen, das Fruchtfleisch in Stücke schneiden. Die Datteln entsteinen und klein schneiden.
2 Das Obst mit dem Agavendicksaft vermischen, im Kühlschrank 1 Std. ziehen lassen.
3 Mandelplättchen in einer Pfanne ohne Fett goldbraun rösten. Über den Obstsalat streuen.

Salate und Rohkost

Salate lassen sich in unendlicher Vielfalt kreieren. Hier zwei Frühlingsideen.

SPARGELSALAT MIT BÄRLAUCH UND ERDBEEREN

8 Stangen Spargel, weiß und grün | 1 Bio-Orange | 1 TL Agavendicksaft | 200 g frische Erdbeeren | 1 Bund Bärlauch | 1 Spritzer weißer Balsamico-Essig | 1 EL Olivenöl | Salz | Pfeffer aus der Mühle

Zubereitungszeit: ca. 50 Min.

1 Spargel schälen, halbieren und mit dem Sparschäler in hauchdünne Streifen schneiden. Die Orange entsaften, etwas Schale abreiben. Die Spargelstreifen in Saft, Abrieb und Agavendicksaft etwa 1/2 Std. marinieren lassen.
2 Erdbeeren putzen, waschen, in Scheiben schneiden. Bärlauch waschen, trocken schütteln, hacken. Beides unter den Spargel heben. Mit Öl, Balsamico, Salz und Pfeffer würzen.

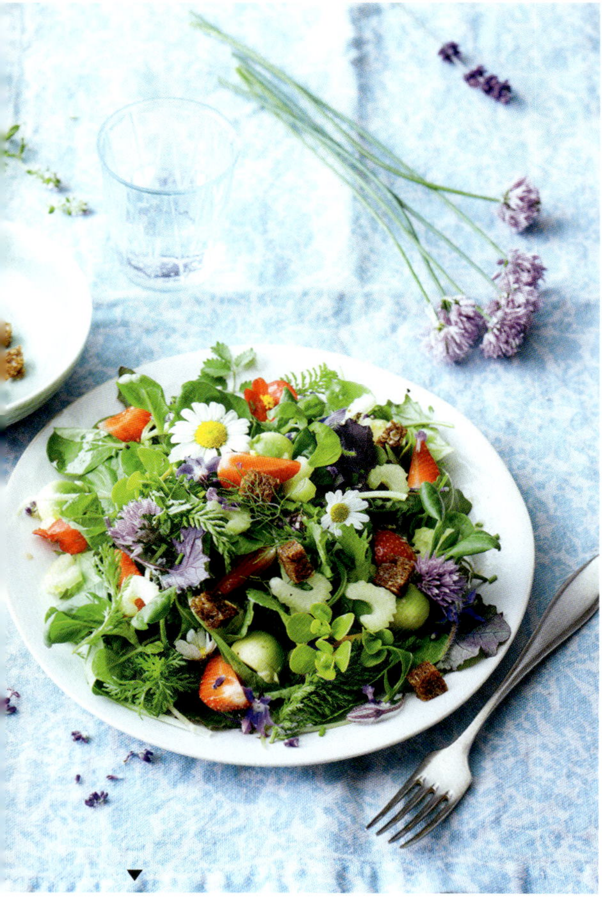

Für das Dressing: 1 EL Apfel-Balsamico-Essig | 1½ EL Olivenöl | 1 EL Orangensaft | Salz | Pfeffer aus der Mühle | Schnittlauch | Basilikumblätter | Kräuterblüten (Lavendel, Thymian, Schnittlauch – wenn möglich)
Für die Croûtons: 140 g Vollkornbrot | 2 EL Olivenöl

Zubereitungszeit: ca. 20 Min.

1 Zunächst die Croûtons: Das Brot in kleine Würfel schneiden, Olivenöl in einer Pfanne erhitzen, die Croûtons ca. 3 Min. anbraten, bis sie leicht gebräunt sind. Beiseitestellen.

2 Wildkräuter und Feldsalat waschen, zerkleinern und mischen. Den Staudensellerie waschen und in Scheiben schneiden. Die Avocado entsteinen, das Fruchtfleisch mit einem Kugelausstecher herauslösen oder würfeln. Die Erdbeeren putzen, waschen und vierteln. Alles zusammen in eine Salatschüssel geben.

3 Alle Dressingzutaten bis auf die Kräuter verrühren und den Salat damit marinieren. Schnittlauch und Basilikumblätter waschen, Schnittlauch klein hacken, beides untermischen. Mit Kräuterblüten und Croûtons garnieren.

WILDKRÄUTERSALAT MIT CROÛTONS

200 g Wildkräuter nach Wahl | 100 g Feldsalat | 100 g Staudensellerie | ½ Avocado | 100 g Erdbeeren

WICHTIG

REZEPTANGABEN

Alle Zutaten für die Rezepte zu den vier Jahreszeiten sind für zwei Personen berechnet.

DIE REZEPTAUTORINNEN

Drei leidenschaftliche Köchinnen haben aus ihrem reichen Erfahrungsschatz die Rezepte für dieses Buch entwickelt.

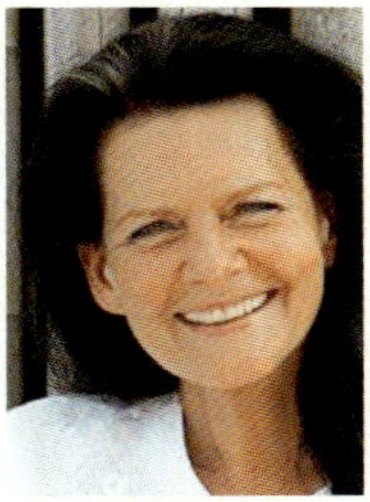

DOROTHEA NEUMAYR

wurde als eine von drei Privatpersonen in Österreich vom Gault Millau zur Haubenköchin ausgezeichnet. Sie ist Beraterin für ganzheitliche Psychosomatik und Archetypische Medizin, Buchautorin und Trainerin, gibt Seminare und Workshops, die auf Gesundheitsvorsorge, Stressbewältigung und Ernährung ausgerichtet sind, leitet Fastenseminare und Kochkurse. Außerdem ist sie als Wasser- und Atemtherapeutin tätig. Von ihr stammen die Vegan-Schlank-Menüs ab Seite 64 sowie die Rezepte für den Frühling ab Seite 88 und für den Sommer ab Seite 98. www.dorothea-neumayr.com

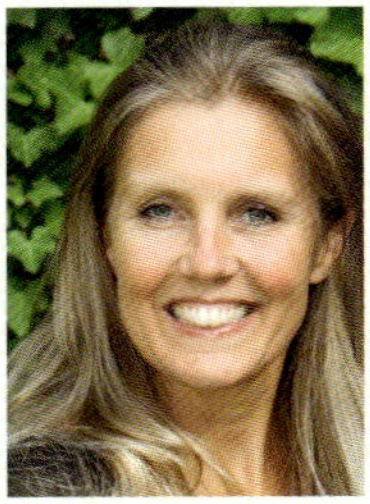

ANGÉLIQUE NIEUWDORP

ist gebürtige Niederländerin und lebt seit ihrer Jugend vegetarisch, seit 2011 vegan. Die begeisterte Köchin brachte in Paris einen Restaurantführer heraus und arbeitete mit einigen der bekanntesten Köche vor Ort zusammen. Sie sammelte auf zahlreichen Reisen, insbesondere nach Asien, vielfältigste (Koch-)Erfahrungen. Heute lebt sie mit ihrer Familie in Brüssel und betreibt dort unter anderem einen Vegan-Shop (www.peacefood.be).
Für dieses Buch entwickelte sie die Rezepte für den Herbst ab Seite 106 und den Winter ab Seite 114.

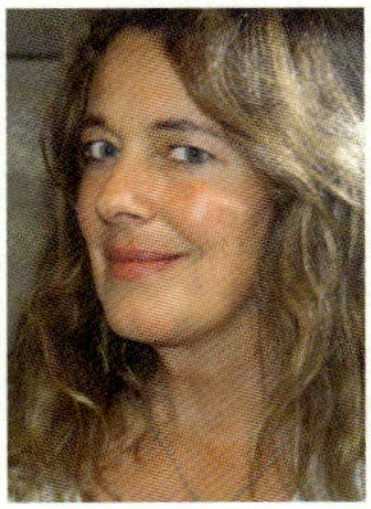

TURID AMMON

ist Ernährungsexpertin und Heilpraktikerin. Sie widmet sich verstärkt den Themen Heil- und Wildpflanzenkunde und hält bereits seit vielen Jahren Vorträge und Seminare zu diesen Schwerpunkten. Zudem lädt sie Interessierte zu Kräuterexkursionen ein (www.praxisammon.de).
Von Turid Ammon stammen alle Smoothie-Rezepte dieses Buches. Mehr Infos dazu unter www.Licht-Trank.de.

Frühlingssuppen locken mit einem schönen satten Grün wieder neu ins Leben.

SÜPPCHEN VON DER BRUNNENKRESSE

100 g frische Brunnenkresse | 100 g junger Blattspinat | 30 g Kerbel | 1 Frühlingszwiebel | 1 EL Olivenöl | ½ l Bio-Gemüsebrühe | Salz | Pfeffer aus der Mühle

Zubereitungszeit: ca. 20 Min.

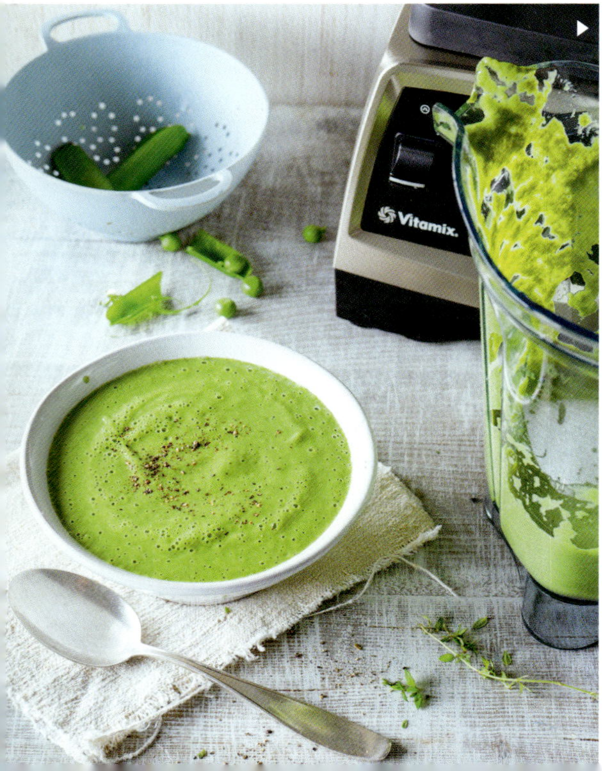

1 Brunnenkresse, Spinat und Kerbel von den Stielen zupfen, waschen und trocken tupfen. Ein paar Kresseblättchen beiseitelegen.

2 Die Zwiebel waschen, das untere Ende schälen, alles fein hacken und leicht in etwas Öl andünsten. Die Gemüseblättchen zugeben und zusammenfallen lassen. Die Gemüsebrühe zugießen und ca. 5 Min. kräftig kochen lassen.

3 Die Suppe in einem Mixer fein pürieren, mit Salz und Pfeffer abschmecken. In Teller geben und mit Kresseblättchen bestreut servieren.

ERBSENSÜPPCHEN

1 kleine Schalotte | ½ Knoblauchzehe | 1 EL Olivenöl | 1 Zweig Thymian | 400 g gepalte frische Erbsen (ersatzweise tiefgefroren) | Salz | 400 ml Bio-Gemüsebrühe | 70 g Seidentofu | Pfeffer aus der Mühle

Zubereitungszeit: ca. 40 Min.

1 Schalotte schälen und fein würfeln, Knoblauch schälen und fein hacken.

2 In einem Topf das Olivenöl erhitzen und die Zwiebelwürfel darin andünsten, Knoblauch zugeben. Den Thymian waschen, trocken schütteln und die Blättchen mit zur Pfanne geben, alles glasig andünsten. Dann die Erbsen dazugeben und etwas salzen. Die Gemüsebrühe angießen und in ca. 20 Min. garen, bis die Erbsen weich sind. Dann in einem Mixer gut pürieren.

3 Die Suppe mit dem Seidentofu aufmixen und mit Salz und Pfeffer abschmecken.

SAUERAMPFERSUPPE

50 g junger Spinat | Salz | 1 Bund Sauerampfer | ½ l Bio-Gemüsebrühe | 75 g Seidentofu | Cayennepfeffer | Muskatnuss

Zubereitungszeit: ca. 20 Min.

1 Die Spinatblätter gründlich waschen und abtropfen lassen. Dann in Salzwasser blanchieren, in kaltem Wasser abschrecken, kräftig ausdrücken und klein hacken. Die Sauerampferblätter verlesen, waschen und klein schneiden.

2 Das Blattgemüse nun in der Gemüsebrühe kurz aufkochen lassen, vom Herd nehmen und den Seidentofu zufügen. Mit einem Stabmixer pürieren. Mit Salz, Cayennepfeffer und Muskatnuss abschmecken.

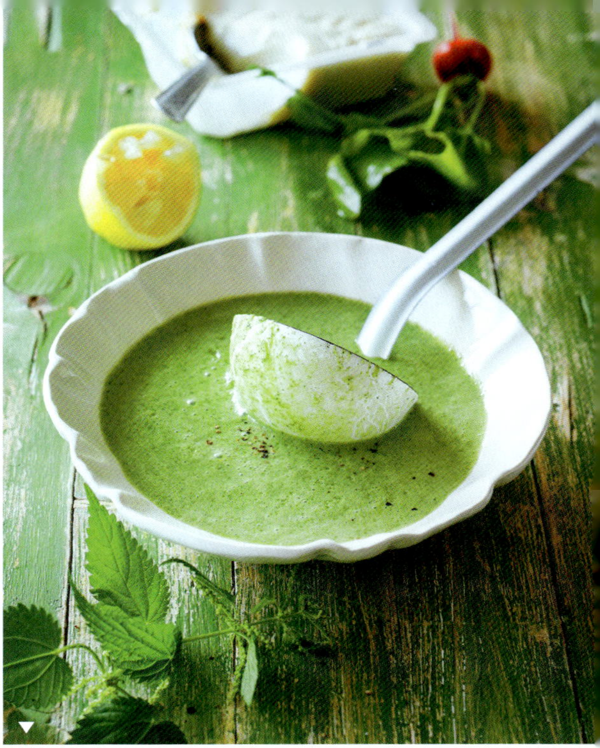

FRÜHLINGSSUPPE

200 g zarte Brennnessel-, Löwenzahn- und Radieschenblätter | 1 Frühlingszwiebel | 1 ½ EL Olivenöl | ½ l Bio-Gemüsebrühe | 75 g Seidentofu | 1 Spritzer Zitronensaft | Salz | Pfeffer aus der Mühle | Muskatnuss

Zubereitungszeit: ca. 20 Min.

1 Die Blätter waschen und abtropfen lassen. Die harten Stiele entfernen, die Blätter fein hacken. Die Frühlingszwiebel waschen, das untere Ende schälen und ebenfalls fein hacken.

2 In einem Topf 1 EL Olivenöl erhitzen und die Zwiebelstückchen andünsten, die Kräuterblättchen dazugeben und kurz mitdünsten. Mit der Gemüsebrühe aufgießen und aufkochen lassen.

3 Suppe von der Herdplatte nehmen, Seidentofu hinzufügen und alles mit dem Mixstab pürieren. Mit Zitrone, Salz, Pfeffer und Muskatnuss abschmecken. ½ EL Olivenöl einmixen und in möglichst vorgewärmte Teller füllen.

SCHÖNE GARNITUR

Suppen wie diese Frühlingssuppe voller frischer Kräuter lassen sich sehr schön mit einigen Kräuterblüten garnieren.

Gemüse ist der Kern der veganen Ernährung, ob roh oder – wie in den folgenden Rezepten – angebraten oder gedünstet.

ASIATISCHES WOKGEMÜSE

120 g Reis | 500 g frisches Gemüse der Saison | 1 EL Olivenöl | ⅛ l Bio-Gemüsebrühe | Sprossen nach Wahl | Salz | Pfeffer
Für die Mandelsoße: 2 Stängel glatte Petersilie | ½ EL Olivenöl | ½ EL Sojasoße | 4 EL Mandelmus | Salz

Zubereitungszeit: ca. 45 Min.

1 Den Reis nach Packungsanleitung kochen.
2 Das Gemüse putzen, waschen und klein schneiden. Im Wok das Öl erhitzen und das Gemüse portionsweise kurz anbraten. Mit ein wenig Wasser ablöschen und die Gemüsebrühe zugeben. Das Gemüse darin bissfest garen, die Sprossen zugeben und die Pfanne mit Salz und Pfeffer abschmecken.
3 Für die Mandelsoße die Petersilie waschen, trocken schütteln und fein hacken. Dann das Olivenöl erhitzen und mit Sojasoße ablöschen. Das Mandelmus mit ⅛ l warmem Wasser glatt rühren und zugeben. Kurz aufkochen lassen, mit etwas Salz abschmecken und schließlich die gehackte Petersilie zugeben.
4 Das Gemüse mit dem Reis anrichten und die Mandelsoße dazu reichen.

ZUCCHININUDELN MIT PESTO

½ Chilischote | ½ Bund frische Brennnesseln | ½ Bund glatte Petersilie | ½ Knoblauchzehe | 3 EL Pinienkerne | Saft von ½ Zitrone | 3 EL Olivenöl | 400 g Zucchini | Salz | Pfeffer

Zubereitungszeit: ca. 25 Min.

1 Für das Pesto die Chilischote waschen, entkernen und in feine Streifen schneiden. Brennnesseln und Petersilie waschen, verlesen und trocken schütteln, fein hacken. Knoblauch schälen und ebenfalls fein hacken. Chili, Kräuter, Knoblauch und Pinienkerne mit Zitronensaft und 1 EL Olivenöl in einem Mixer fein pürieren.
2 Zucchini waschen und mit einem Sparschäler längs in dünne Streifen schneiden. Mit 2 EL Olivenöl vermischen und salzen.
3 Eine große Pfanne erhitzen und die Zucchininudeln ca. 30 Sek. bei starker Hitze darin wenden. Das Pesto unterrühren, salzen und pfeffern.

TIPP

NUDELN OHNE KOHLENHYDRATE

Mit Spar- oder Julienneschälern lassen sich aus Zucchini oder auch Spargel und Karotten »Nudeln« herstellen, die Sie mit einer Soße Ihrer Wahl genießen können. Dazu dünsten oder braten Sie die zarten Gemüsestreifen nur ganz kurz an.

(WILD-)KRÄUTER – GESCHENK DER NATUR

Wir sind gerade erst dabei, die Kräuter als jene Schätze wiederzuentdecken, die sie immer waren. (Heil-)Kräuter enthalten nicht nur Vitamine, sondern reichlich von den viel wichtigeren sekundären Pflanzenstoffen, die alles andere als sekundär, also zweitrangig, sind.

BASILIKUM

Jungbrunnen und Antistress-Kraut, da es ein wichtiges Antioxidans ist und den Spiegel des Cortisols messbar senkt.

PETERSILIE

Aufgrund seiner Flavonoide ein wundervolles Antioxidans, außerdem harntreibend, also nieren-blasen-reinigend, und blutdrucksendend.

SALBEI

Verbessert die Stimmung, das Gedächtnis und die Konzentration, wird sogar schon als Geheimtipp gegen Demenz gehandelt. Macht insgesamt zufriedener und ruhiger.

MINZE

Eine Familie von 600 Pflanzen, die den Geist frisch hält und den Verdauungstrakt entlastet. Selbst die Zahnpasta schmeckt uns deutlich besser mit Minze.

MAJORAN

Mediterranes Wunderkraut gegen freie Radikale und für gesunde Gefäße, hält die Zellen und ihre Menschen munter.

ROSMARIN

Gut für unser Gedächtnis und die Haut, gut für den Magen, aber auch heilsam bei Harnwegsentzündungen.

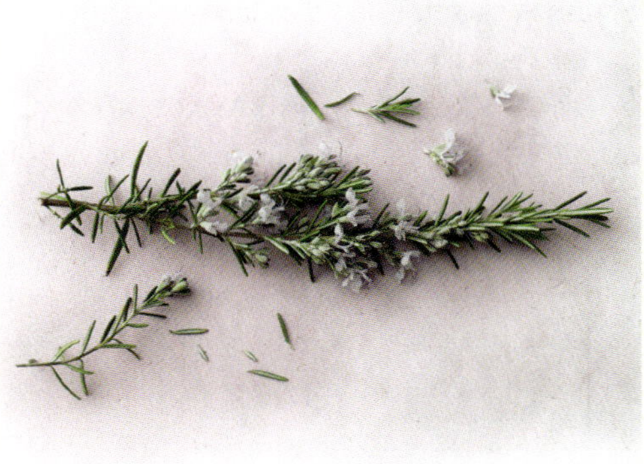

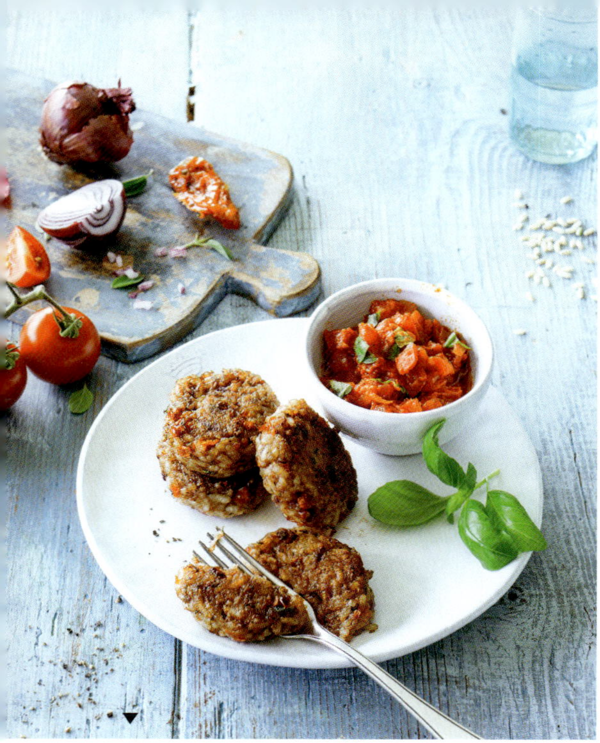

REISLAIBCHEN MIT TOMATENSALSA

100 g Vollkorn-Rundkornreis | Salz | ½ rote Zwiebel | 40 g getrocknete Tomaten in Öl (abgetropft) | etwa 5 frische Basilikumblätter | 1 TL Oreganoblättchen | 2 TL Johannisbrotkernmehl | Pfeffer aus der Mühle | 2 EL Olivenöl

Für die Tomatensalsa: 150 g Tomaten | ½ weiße Zwiebel | 1 EL Olivenöl | ½ Knoblauchzehe (nach Belieben) | 50 g Tomatenmark | Salz | Pfeffer | 5 Stängel Basilikum

Zubereitungszeit: ca. 60 Min.

1 Den Reis in leicht gesalzenem kochendem Wasser bei mittlerer Hitze ca. 40 Min. bissfest garen, dann in einem Sieb abtropfen lassen.

2 In der Zwischenzeit die Zwiebel schälen und in feine Würfel schneiden. Die getrockneten Tomaten sehr fein hacken.

3 Die Basilikum- und Oreganoblätter waschen, trocken tupfen und fein hacken. Alle Zutaten für die Bällchen bis auf das Olivenöl mit den Händen vermengen und 1 Min. lang kräftig durchkneten, bei Bedarf 1 EL Wasser hinzugeben. Anschließend kleine Laibchen formen und fest zusammendrücken.

4 Das Olivenöl in einer Pfanne erhitzen. Die Reislaibchen darin bei mittlerer Hitze ca. 8 Min. von beiden Seiten knusprig braten.

5 Für die Salsa die Tomaten waschen, den Stielansatz und die Kerne entfernen und das Fruchtfleisch klein hacken und beiseitestellen. Die Zwiebel schälen, in kleine Würfel schneiden und in Olivenöl bei mittlerer Hitze 3 Min. andünsten. Den Knoblauch schälen, fein hacken und dazugeben. Das Tomatenmark in die Pfanne geben und weitere 2 Min. dünsten. Gehackte Tomaten dazugeben und ca. 5 Min. unter Rühren bei mittlerer Hitze köcheln lassen. Mit Salz und Pfeffer nach Wunsch abschmecken.

6 Basilikum waschen, trocken schütteln, die Blättchen abzupfen und grob zerpflücken, unter die Soße rühren. Die Reislaibchen zusammen mit der Salsa servieren.

Dessert

Auch beim Abnehmen darf es Nachtisch geben. Vollwertig-pflanzlich, fruchtig süß – so wird er zum Genuss ohne Reue.

ERDBEERCREME

300 g Sojajoghurt | 1 EL Ahornsirup | ½ TL echtes Bourbon-Vanillepulver | 300 g Erdbeeren | 4 Blätter Zitronenmelisse

Zubereitungszeit: ca. 10 Min.

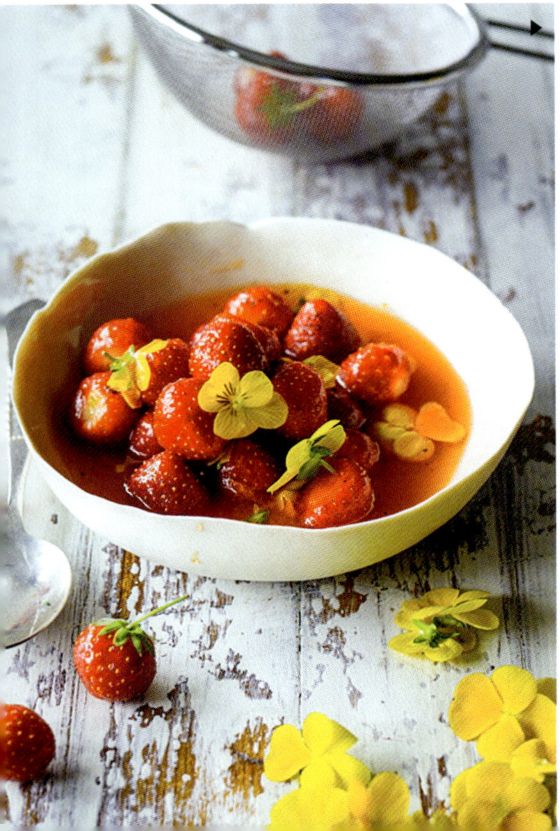

1 Sojajoghurt mit ½ EL Ahornsirup und der Vanille (ersatzweise Sojajoghurt mit Vanillegeschmack verwenden) verrühren.

2 Erdbeeren putzen, waschen und klein schneiden. Einige Stückchen beiseitelegen. Den Rest mit ½ EL Ahornsirup vermischen.

3 Schichtweise Früchte und Joghurt in Gläser füllen. Mit den beiseitegelegten Früchten und den Zitronenmelisseblättchen dekorieren.

MARINIERTE ERDBEEREN MIT DUFTVEILCHEN

200 g Erdbeeren | ½ Vanilleschote | ½ EL Agavensirup | frische Duftveilchenblüten | 2 Orangen | 1 TL Agar-Agar

Zubereitungszeit: ca. 20 Min. | Marinierzeit: ca. 3 Std. | Kühlzeit: ca. 1 Std.

1 150 g Erdbeeren geputzt und gewaschen in eine Schüssel geben. Die Vanilleschote längs halbieren, das Mark herauskratzen. Mit dem Agavensirup und den Veilchen zu den Erdbeeren geben, zugedeckt für ca. 3 Std. marinieren. Einige Blüten zum Dekorieren zurückbehalten.

2 Orangen auspressen. Die marinierten Erdbeeren durch ein Sieb gießen, den Saft mit dem Orangensaft und Agar-Agar kurz aufkochen. Die Erdbeeren in Schälchen füllen, den Saft darüber verteilen und für 1 Std. kühl stellen. Dann mit den restlichen Erdbeeren und ein paar Veilchenblüten garnieren.

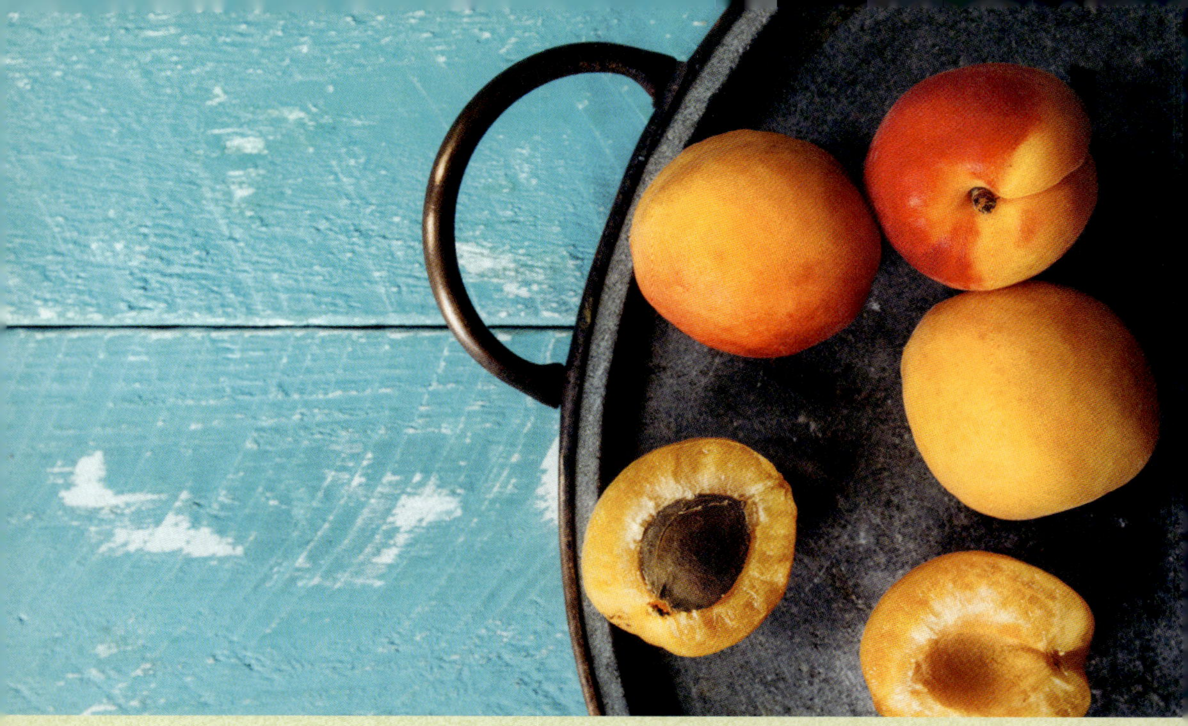

VEGAN-HERRLICHER SOMMER

In einem warmen, sonnenverwöhnten Sommer fällt es den meisten leicht, gesund und vital zu essen. Das Obst lockt allerorten, saftig und reif winken die leckersten Früchte. Smoothies, Salate, kühle Sojajoghurts und Gazpachos, abends gegrillte Auberginen – wir schlemmen im veganen Genuss.
In diesem Sinne bieten auch die folgenden Rezepte reiche Anregungen für einen vollwertig-schönen Sommer im Zeichen von Peace Food. Das Abnehmen geht jetzt wie von selbst, zumal wir voller Bewegungsfreude in der Natur unterwegs sind. Und natürlich locken die Strände der heimischen Seen und der exotischen Urlaubsorte – da wollen wir eine gute Figur machen. So hilft uns die Motivation zusätzlich beim Abnehmen. Genießen Sie also einen fruchtig-veganen Sommer und sich selbst in Ihrer neuen Form und Lebensart.

Frühstück

Ob mit Früchten oder Gemüse: Das Frühstück im Sommer ist leicht und frisch. Es gibt Energie für einen beschwingten Tag.

KAROTTENMÜSLI

2 Karotten | 4 EL Vollkornflocken | 200 ml Haferdrink | 2 kleine Birnen

Zubereitungszeit: ca. 10 Min.

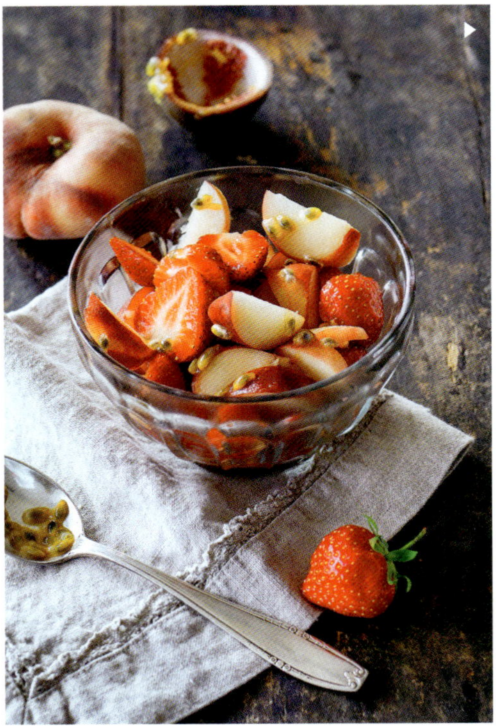

1 Die Karotten schälen und fein raspeln. Die Vollkornflocken mit dem Haferdrink und den Karottenraspeln vermischen.

2 Die Birnen waschen, das Kerngehäuse entfernen, das Fruchtfleisch klein würfeln und dann unter das Müsli heben.

ERDBEER-PFIRSICH-SALAT

2 sehr reife weiße Pfirsiche | 200 g Erdbeeren | 1 Maracuja | ½ Orange

Zubereitungszeit: ca. 10 Min.

1 Die Pfirsiche waschen, eventuell die Haut abziehen, die Steine entfernen und das Fruchtfleisch in kleine Stücke schneiden. Die Erdbeeren putzen, waschen und in Stücke schneiden. Das Obst in eine Schüssel geben. Die Orange auspressen, den Saft über das Obst geben.

2 Die Maracuja aufschneiden, das Fruchtfleisch mit einem kleinen Löffel herauskratzen und mit dem Saft der Frucht vorsichtig unter das Obst heben. Auf zwei Schüsseln verteilen.

FRÜCHTEVIELFALT

Einen solchen Frühstückssalat können Sie natürlich mit genau dem Obst zubereiten, das Sie lieben. Versuchen Sie doch beispielsweise auch einmal Walderdbeeren.

Knackig frisch: So lieben wir das Essen an warmen Sommertagen. Zwei außergewöhnliche Salatkreationen machen Lust auf mehr.

GRÜNER SALAT MIT MANDELN UND APRIKOSEN

1½ EL Olivenöl | 30 g geschälte ganze Mandeln | Salz | 150 g Aprikosen | 1 EL Agavendicksaft | 80 ml Orangensaft | 1 TL rosa Pfefferbeeren | 1 Kopf Blattsalat | ½ EL weißer Balsamico-Essig | Pfeffer aus der Mühle | ca. 10 Blättchen frisches Basilikum

Zubereitungszeit: ca. 25 Min.

1 ½ EL Olivenöl in einer Pfanne erhitzen, die Mandeln bei mittlerer Hitze bräunen, leicht salzen und auf einen Teller geben.

2 Die Aprikosen waschen, entsteinen und vierteln. Den Agavendicksaft in einer Pfanne erhitzen und mit dem Orangensaft ablöschen. Etwas einkochen lassen, dann die Pfanne vom Herd nehmen, die Aprikosen und Pfefferbeeren zugeben und kurz etwas anwärmen.

3 Den Salat putzen, waschen und trocken schütteln, dann in mundgerechte Stücke teilen. Mit 1 EL Olivenöl, Balsamico-Essig, Salz und etwas Pfeffer marinieren. Nun die Aprikosen und Mandeln untermischen. Das Basilikum waschen und die Blätter grob zerteilen, zum Salat geben.

SALAT VON BUNTEN TOMATEN UND WASSERMELONE

300 g bunte Tomaten (Kirsch-, Dattel-, gelbe Tomaten, Ochsenherz, Costelluto) | 150 g Wassermelone | 80 g Staudensellerie | 2 EL Olivenöl | 1 EL Limettensaft | Salz | Pfeffer aus der Mühle | ein paar Zweige frischer Koriander und Basilikum

Zubereitungszeit: ca. 20 Min.

1 Die Tomaten waschen, den Stielansatz herausschneiden, das Fruchtfleisch in mundgerechte Stücke schneiden. Die Melone in Scheiben schneiden, die Kerne und die Schale entfernen. Fruchtfleisch in kleine Stücke schneiden. Den Staudensellerie putzen und waschen, dabei das zarte helle Grün abschneiden und beiseitelegen. Sellerie in Stückchen schneiden. Alles in einer Schüssel vermischen.

2 Olivenöl mit Limettensaft, Salz und Pfeffer verquirlen, bis sich die Zutaten gut vermischt haben. Das Dressing über den Salat geben, alles gut durchmischen und dann ein paar Minuten durchziehen lassen.

3 Die Kräuter waschen, trocken schütteln und die Blätter abzupfen. Das Selleriegrün fein hacken. Den Salat nun noch einmal abschmecken und mit den Kräuter- und Sellerieblättchen bestreut servieren.

Suppen

Dass Suppen nicht immer heiß sein müssen, zeigen diese köstlichen Rezepte.

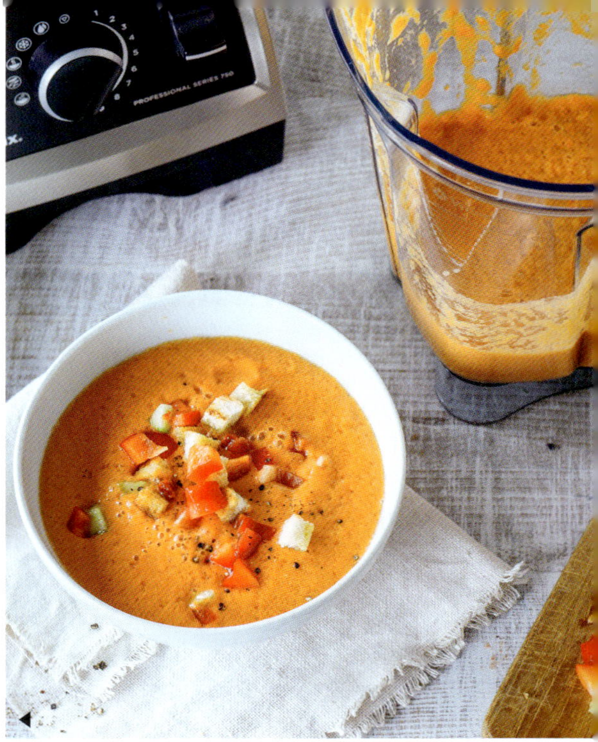

GAZPACHO

½ Salatgurke (ca. 150 g) | 300 g Tomaten | 1 rote Paprikaschote | 1 getrocknete Tomate | 2 EL Olivenöl | ½ EL Rotweinessig | 100 ml Bio-Gemüsebrühe | 2 Scheiben Weißbrot | Salz | Pfeffer aus der Mühle

Zubereitungszeit: ca. 20 Min.
Kühlzeit: ca. 1 Std.

1 Die Gurke schälen, längs halbieren und entkernen. Die Tomaten überbrühen, häuten, halbieren und entkernen. Die Paprikaschote der Länge nach halbieren und die Kerne, die Trennwände und den Stielansatz entfernen. Von jeder Gemüsesorte jeweils ein Stück klein würfeln und die Würfel beiseitestellen. Die getrocknete Tomate fein würfeln. Mit dem Gemüse im Mixer sehr fein pürieren.

2 1 EL Olivenöl sowie den Rotweinessig und den Großteil der Gemüsebrühe dazugeben und alles kräftig durchmixen. Eine Weißbrotscheibe mit der restlichen Brühe pürieren und untermixen. Die Suppe mit Salz und Pfeffer kräftig abschmecken und kalt stellen.

3 Die zweite Weißbrotscheibe klein würfeln und im restlichen Olivenöl in einer Pfanne goldbraun rösten.

4 Die beiseitegestellten Gemüsewürfel in zwei Suppenschalen verteilen. Die kalte Gazpacho darübergießen und servieren. Die Brotwürfel bereitstellen und die Suppe nach Belieben damit bestreuen.

MEHR WÜRZE

Wer intensivere Schärfe liebt, kann die Gazpacho zusätzlich mit etwas rotem, klein gehacktem Chili würzen.

KALTE GARTENKRÄUTER-SUPPE

50 g grüner Kopfsalat | 4 Spinatblätter | ½ Bund glatte Petersilie | ½ Bund Kerbel | 1 EL Olivenöl | ½ l Bio-Gemüsebrühe | je ½ TL Estragon, Basilikum und Rosmarin (getrocknet oder frisch) | Salz | Pfeffer aus der Mühle | ½ Bio-Zitrone | Schnittlauch | Kapuzinerkresseblüten (nach Wunsch)

Zubereitungszeit: ca. 25 Min.
Kühlzeit: ca. 30 Min.

1 Eiswasser und entsprechendes Gefäß zum späteren Kühlen der Suppe vorbereiten.

2 Den Kopfsalat putzen, gemeinsam mit den Spinatblättern und den frischen Kräutern waschen, trocken schütteln und klein hacken.

3 In einem Topf das Olivenöl erhitzen, Blattgrün zugeben, umrühren und von der Kochstelle nehmen. Mit 100 ml kalter Gemüsebrühe ablöschen und im Mixer zusammen mit den Kräutern pürieren. Kühl stellen.

4 Die restliche Gemüsebrühe aufkochen, mit Salz und Pfeffer abschmecken. Die Zitrone entsaften und etwas Schale abreiben. Beides zur Suppe geben und diese sofort im vorbereiteten Eiswasser abkühlen.

5 Schnittlauch waschen, trocken schütteln, hacken. Die pürierte Salat-Kräuter-Mischung mit der kühlen Suppe nochmals aufmixen und in Schalen anrichten. Mit dem Schnittlauch und den Blüten garniert servieren.

SOMMERMINESTRONE

2 Fleischtomaten | 1 TL weißer Balsamico-Essig | ¼ frische Ananas | 10 Erdbeeren | 4 Basilikumblätter | 1 TL Olivenöl | Pfeffer

Zubereitungszeit: ca. 30 Min.

1 Die Tomaten mit kochendem Wasser überbrühen, kalt abschrecken, schälen, entkernen und mit etwas Balsamico pürieren. Kalt stellen.

2 Ananas schälen, Erdbeeren putzen, waschen. In Stücke schneiden und in tiefe Teller verteilen.

3 Basilikum waschen, trocken schütteln, klein schneiden. In die Suppe rühren. Über die Obststücke gießen, mit Olivenöl beträufeln, mit Pfeffer abschmecken.

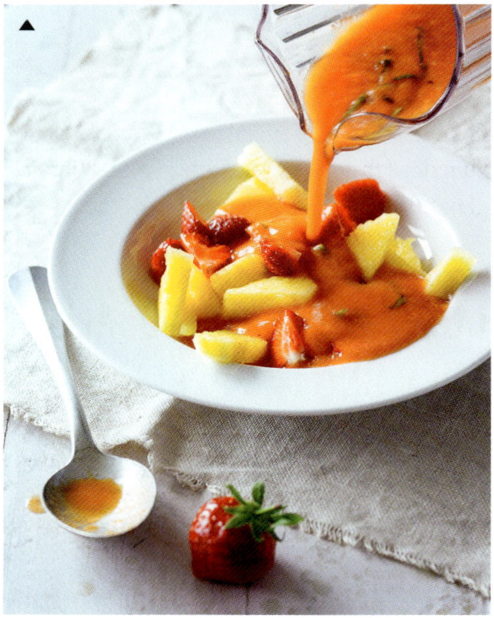

▲

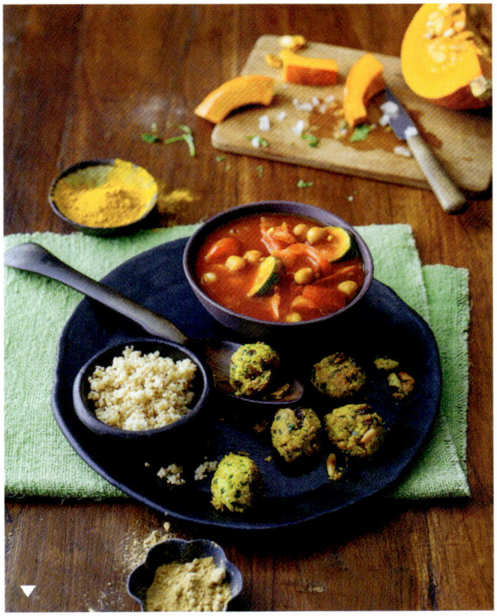

Gemüsegerichte

Gedünstete und gut gewürzte Gemüse sind zu jeder Jahreszeit ein Hochgenuss. Hier ergänzt durch etwas Getreide und Tofu.

COUSCOUS MIT TOFUBÄLLCHEN UND GEMÜSE

20 g Vollkorn-Couscous | 200 g reife Tomaten | 150 g Zucchini | 1 Karotte | ½ rote Paprikaschote | 1 kleine Zwiebel | 1 Knoblauchzehe | 1 TL Olivenöl | ¾ l Bio-Gemüsebrühe | 80 g Tomatenmark | 1 TL Gewürze nach Wahl (Ingwer, Safran, Kurkuma) | 1 Handvoll gekochte Kichererbsen | 2 EL Pinienkerne | frischer Koriander | 200 g Tofu mit Nüssen | 1 EL Rosinen

Zubereitungszeit: ca. 50 Min.

1 Couscous nach Packungsangabe garen.

2 Tomaten, Zucchini und Karotte putzen, waschen und in Stücke schneiden. Paprika waschen, Stielansatz, Trennwände und Kerne entfernen, Fruchtfleisch in Stücke schneiden. Zwiebel und Knoblauch schälen und fein hacken. Die Hälfte des Knoblauchs beiseitestellen. Den Rest mit der Zwiebel in etwas Olivenöl leicht bräunen, Gemüsebrühe, Tomatenmark und die Hälfte der Gewürze zufügen. Leicht köcheln lassen, das Gemüse nach und nach zugeben – zuerst die Karotte, dann Zucchini und Paprika, am Ende die Tomaten. Für ca. 15 Min. köcheln lassen, zuletzt die Kichererbsen dazugeben.

3 Derweil die Pinienkerne in einer Pfanne ohne Fett goldgelb rösten. Den Koriander verlesen, waschen, trocken schütteln und die Blättchen abzupfen. Den Tofu im Mixer pürieren, die zweite Hälfte der gehackten Knoblauchzehe und der Gewürze, dazu die Pinienkerne, den Koriander und die Rosinen zugeben, alles gut vermischen. Kleine Bällchen aus der Masse formen und in der Pfanne braten, bis sie leicht gebräunt sind. Sie können auch im Backofen gegrillt werden.

4 Das Gemüse aus der Brühe heben und drei Schüsseln anrichten: eine mit der Brühe, eine mit dem Gemüse und den Tofubällchen und eine mit dem Couscous.

KAROTTENNUDELN MIT TOMATENSUGO

1 kleine weiße Zwiebel | 1 Knoblauchzehe | 400 g Cocktailtomaten | 1 Handvoll frische Basilikumblätter | 2 bis 3 EL Olivenöl | 2 EL Tomatenmark | Salz | Pfeffer | 1 TL getrockneter Oregano | 6 dickere Karotten

Zubereitungszeit: ca. 30 Min.

1 Die Zwiebel und die Knoblauchzehe schälen und fein hacken. Die Cocktailtomaten waschen und fein hacken. Das Basilikum waschen, trocken schütteln und ebenfalls hacken, einige Blättchen beiseitelegen.

2 1 EL Olivenöl in einer Pfanne erhitzen, die Zwiebelwürfel bei mittlerer Hitze darin andünsten, den Knoblauch zugeben. Tomatenmark hineinrühren und 1 Min. unter Rühren mitdünsten. Die Tomatenstückchen zugeben. Alles mit Salz, Pfeffer und Oregano würzen und bei schwacher Hitze ca. 7 Min. köcheln lassen. Dann die Basilikumblätter unter das Sugo rühren.

3 Die Karotten putzen, schälen und mit einem Sparschäler zu Bandnudeln schneiden. Das restliche Olivenöl in einer Pfanne erhitzen und die Karottenstreifen unter Rühren bei mittlerer Hitze ca. 5 Min. darin bissfest garen.

4 Die Karottennudeln in tiefe Teller geben, die Soße darüber verteilen und mit frischem Basilikum garniert servieren.

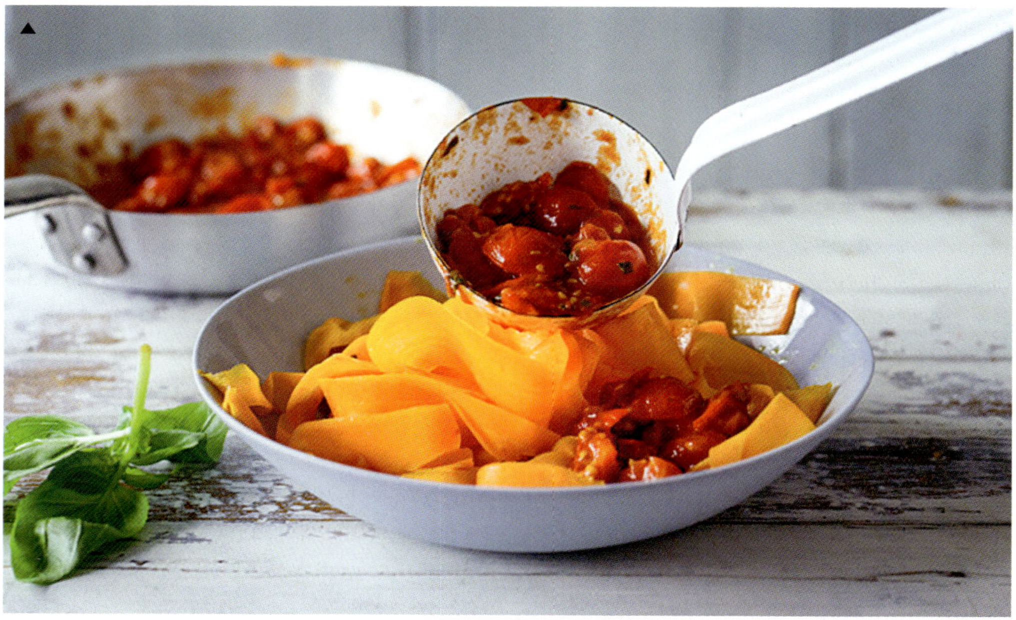

PEPERONATA

Je 1 gelbe und rote Paprikaschote | 1 kleiner Zucchino | 1 kleine Aubergine | 2 EL Olivenöl | Salz | 2 Fleischtomaten | 1 EL Tomatenmark | Pfeffer aus der Mühle | ½ TL Thymian | 1 Lorbeerblatt | frisches Basilikum

Zubereitungszeit: ca. 1 Std. 20 Min.

1 Backofen auf 150 °C vorheizen.
2 Die Paprikaschoten waschen und roh schälen (Schalen aufheben), dann Kerne, Stielansatz und Trennwände entfernen, das Fruchtfleisch in ca. ½ cm große Würfel schneiden. Zucchino und Aubergine putzen, waschen und auch in ½ cm große Würfel schneiden.
3 In einer Pfanne 1 EL Olivenöl erhitzen, die Paprikawürfel darin andünsten, salzen. Zucchini- und Auberginenwürfel mitdünsten.
4 Die Tomaten waschen, blanchieren, schälen und entkernen – Schalen und Kerne zu den Paprikaschalen geben. Das Fruchtfleisch in Stücke schneiden, im restlichen Olivenöl andünsten, Tomatenmark dazugeben. Das zuvor gedünstete Gemüse darunterrühren.
5 Paprikaschalen und Tomatenreste in etwas Wasser weich kochen, mit dem Mixstab pürieren, durch ein Sieb passieren und zum Gemüse geben. Thymian und Lorbeerblatt dazugeben, noch einmal salzen und pfeffern. In einer Auflaufform für 10 Min. in den Ofen schieben. Anschließend das Lorbeerblatt wieder entfernen.
6 Basilikum waschen, trocken schütteln, hacken und über die Peperonata streuen.

IDEALE BEILAGE

Zu dieser Peperonata passt sehr gut Polenta. Oder Sie servieren sie mit ein paar mit Sojasoße gewürzten und gegrillten Tofustreifen.

Dessert

Der Sommer lockt mit saftigen Früchten in allen Farben. Die Dessertidee für den Vegangenuss: eine mild gesüßte Sojacreme mit Beeren Ihrer Wahl.

BEERENCREME

150 g Sojajoghurt | 200 g Seidentofu | 2 EL Ahornsirup | 200 g frische Beeren der Saison

Zubereitungszeit: ca. 10 Min.
Kühlzeit: 30 Min.

1 Sojajoghurt, Seidentofu und Ahornsirup mit dem Stabmixer pürieren, 30 Min. kalt stellen.
2 Die Beeren verlesen und waschen. Etwas Tofucreme in Schälchen füllen, ein paar Beeren zurückhalten, die restlichen auf die Creme geben und mit der übrigen Creme bedecken. Mit den anderen Beeren garniert servieren.

ETWAS MEHR SÄTTIGUNG

Nach Wunsch können Sie etwas Knuspermüsli zwischen die Creme und die Beeren schichten. Dann wird das Dessert noch etwas gehaltvoller.

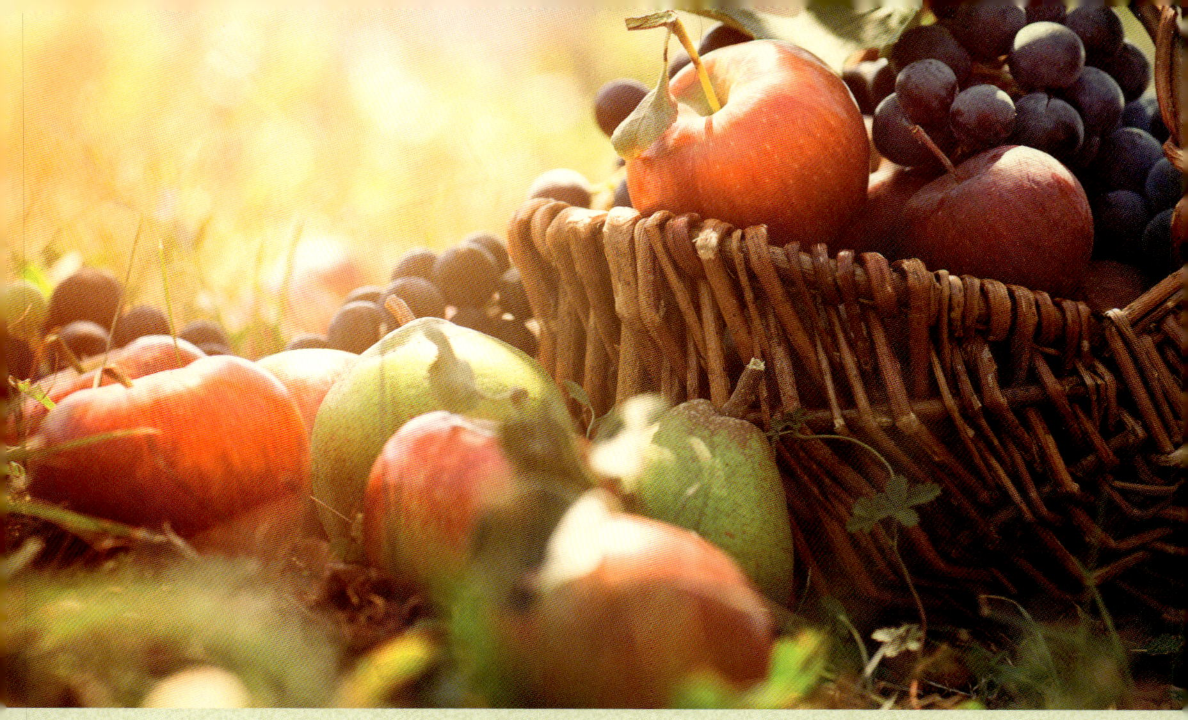

HERBST-PEACE-FOOD

Der Herbst bietet reiche Früchte und eine gute Gelegenheit, nach all der Sommerlust wieder ein wenig mehr nach innen zu tauchen und sich den stilleren Seiten des Lebens zuzuwenden. Ideal für Fastenzeiten und Ernährungsumstellungen aus den Fragen heraus: Wie will ich mit mir und der Welt umgehen? Was kann ich sinnvoller, besser machen? Peace Food hält hier viele sinnstiftende Antworten bereit – und auf den folgenden Seiten eine verlockende Rezeptauswahl, zusammengestellt von Angélique Nieuwdorp, der holländischen Veganerin, die in Brüssel einen »Peace Food Shop« betreibt. Wir lernten sie und ihren Mann Bruno in Bali kennen, wo sie ihren Sohn Victor in unserer Badewanne gebar. Sie bekochte uns dort und in TamanGa so wundervoll, dass ich sie bat, uns ihre Küchenschätze für Herbst und Winter zu schenken.

Frühstück

Herbstfrühstück, das heißt hier unter anderem Trauben und Samen als leckerer und zugleich nährender Tagesstart.

OBSTSALAT MIT MACA-SOJAJOGHURT

2 Kiwis | 1 Orange | 5 (dunkle) Trauben | 2 TL Macapulver | 250 ml Sojajoghurt

Zubereitungszeit: ca. 10 Min.

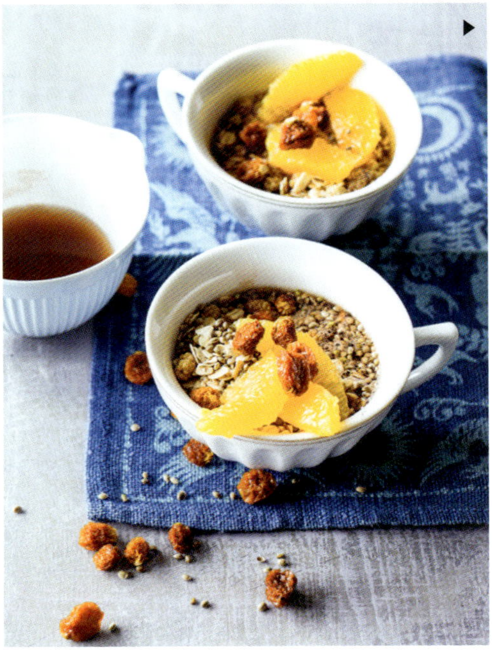

1 Die Kiwis schälen und in kleine Stücke schneiden. Die Orange schälen, die weißen Häutchen entfernen und das Fruchtfleisch in Spalten teilen. Die Trauben waschen, halbieren und nach Belieben entkernen.

2 Das Macapulver gründlich mit Sojajoghurt mischen. Die Früchte auf dem Joghurt verteilen.

HAFER-HANF-MISCHUNG MIT INKA-BEEREN

1 TL rohes Kakaopulver | 300 ml Kokoswasser | 1 Orange | 4 EL Haferflocken (oder ungesüßtes Basismüsli) | 2 EL Hanfsamen | 2 EL getrocknete Maulbeeren (oder Rosinen) | 2 EL Inka-Beeren (oder getrocknete ungesüßte Preiselbeeren)

Zubereitungszeit: ca. 15 Min.

1 Das Kakaopulver mit etwas Kokoswasser zu einer geschmeidigen Paste verquirlen, anschließend das restliche Kokoswasser dazugeben und gründlich verrühren, bis ein glattes Kakaogetränk entstanden ist.

2 Die Orange schälen, die weißen Häutchen dabei mit entfernen und das Fruchtfleisch vorsichtig in Spalten teilen.

3 Die Haferflocken, die Hanfsamen und die Maulbeeren miteinander mischen und auf zwei Schalen verteilen. Das Kakaogetränk darübergießen. Das Ganze dann mit den Orangenspalten und den Inka-Beeren garnieren.

Salat

Aus der unendlichen Vielfalt an vegan-köstlichen Möglichkeiten gibt es hier zwei besondere Herbstsalate zum Ausprobieren.

GRÜNER MANGOSALAT (SOM TUM MAMUANG)

1 grüne (unreife) Mango | 1 Karotte | 1 kleine Schalotte | 100 g Sojasprossen | 6 Kirschtomaten | 4 Stängel frischer Koriander | 5 Blätter frische Minze | 2 EL ungesalzene Cashewnüsse | 4 Salatblätter
Für die Soße: 1 TL Palmzucker oder Agavendicksaft | 2 TL Sojasoße (Tamari) | 3 TL Zitronensaft oder Reisessig (Genmai Su) | 1 kleine Chilischote oder 1 kleine Prise Chilipulver (nach Geschmack)

Zubereitungszeit: ca. 30 Min.

1 Die Mango schälen, anschließend das Fruchtfleisch vom Kern reiben. Die Karotte schälen und ebenfalls fein reiben. Die kleine Schalotte schälen und in feine Ringe schneiden. Die Sojasprossen waschen und abtropfen lassen. Die Kirschtomaten ebenfalls waschen und in Hälften schneiden. Alles in einer großen Schüssel gründlich miteinander vermischen.

2 Den frischen Koriander und die Minze waschen und trocken schütteln. Vom Koriander die Blättchen abzupfen. Die Minze in Streifen schneiden. Gemeinsam zur Mangomischung geben. Die Cashewnüsse fein hacken.

3 Die Zutaten für die Soße in eine Schüssel geben und zu einem Dressing verrühren. Die Chilischote dafür nach Bedarf klein hacken.

4 Je zwei Salatblätter auf einen Teller legen und den Mangosalat darauf verteilen. Das Dressing darübergeben und zum Abschluss die Cashewnüsse über den Salat streuen.

QUINOASALAT MIT TRAUBEN UND APRIKOSEN

50 g weißer Quinoa | 25 g roter Quinoa | 3 getrocknete Aprikosen | 15 kleine Trauben | 1 Frühlingszwiebel | 25 g Mandelblättchen
Für die Soße: 1 TL Zitronensaft | 3 EL Olivenöl | Salz | Pfeffer

Zubereitungszeit: ca. 30 Min.

1 Quinoa gründlich waschen und in einem Topf mit Wasser kochen, bis er weich ist.

2 Derweil die Aprikosen in dünne Streifen schneiden. Die Trauben waschen, halbieren und entkernen. Die Frühlingszwiebel putzen, waschen und in dünne Ringe schneiden.

3 Den gekochten Quinoa in eine große Schüssel geben und die Aprikosen, Trauben, Zwiebeln und Mandelblättchen dazugeben.

4 Zitronensaft mit Olivenöl mischen und mit Salz und Pfeffer abschmecken. Als Dressing über den Salat geben.

Suppen

Wenn es im Herbst kühler wird, werden die Suppen wieder wärmer und nach Wunsch auch gehaltvoller, beispielsweise durch Kichererbsen oder Mandelmus.

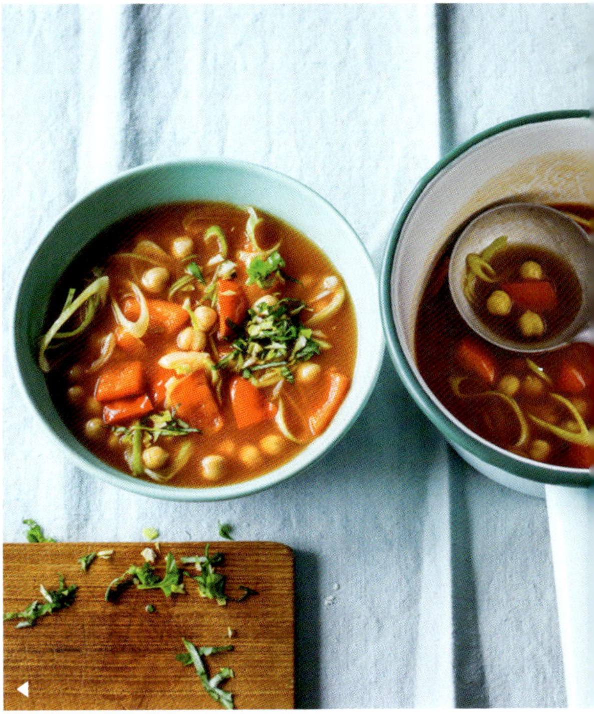

PAPRIKASUPPE MIT KICHERERBSEN UND SPINAT

50 g Kichererbsen | 1 kleine Stange Lauch | 1 kleine rote Paprikaschote | 1 TL Olivenöl oder Kokosöl | 200 ml passierte Tomaten | 375 ml Bio-Gemüsebrühe | ½ TL gemahlener Kreuzkümmel | Salz | Pfeffer | 5 Löwenzahnblätter | 10 Basilikumblätter

Zubereitungszeit: ca. 40 Min. | Einweichzeit: ca. 2 Std. | Garzeit: 1 bis 2 Std.

1 Die Kichererbsen 2 Std. in reichlich heißem Wasser einweichen. Einweichwasser weggießen, Erbsen in 2 l Wasser auf kleiner Flamme 1 bis 2 Std. garen lassen, bis sie weich sind (das kann je nach Sorte und Alter der Kichererbsen unterschiedlich lang dauern).

2 Lauch putzen, waschen und in feine Ringe schneiden. Paprikaschote waschen, Stielansatz, Samen und weiße Trennwände entfernen, das Fruchtfleisch würfeln.

3 Öl in einem großen Kochtopf erhitzen und Lauch und Paprika 2 bis 3 Min. anbraten. Mit den passierten Tomaten und der Brühe aufgießen und die Suppe ca. 10 Min. bei schwacher Hitze köcheln lassen. Die gekochten Kichererbsen und den Kreuzkümmel dazugeben und 5 Min. weiterköcheln. Schließlich mit etwas Salz und Pfeffer abschmecken.

4 Die Suppe vor dem Servieren für 1 bis 2 Min. ruhen lassen. Löwenzahn und Basilikum waschen, trocken schütteln und fein hacken. Die Suppe damit garnieren.

PORTULAK-ZUCCHINI-SUPPE MIT MANDELMUS

½ Zwiebel | 1 Knoblauchzehe | 150 g Zucchini | 1 TL Kokosöl | 125 ml Bio-Gemüsebrühe | 100 g Portulak | 1 EL Mandelmus | Salz | Pfeffer aus der Mühle | 1 TL Mandelplättchen

Zubereitungszeit: ca. 30 Min.

1 Die Zwiebel und die Knoblauchzehe schälen und fein hacken. Die Zucchini putzen, waschen, anschließend reiben.

2 Das Kokosöl in einer Pfanne erhitzen, Zwiebeln und Knoblauch darin kurz anbraten. Zucchini dazugeben und 2 Min. weiterbraten. Mit der Gemüsebrühe aufgießen und noch 3 Min. köcheln lassen.

3 Portulak waschen, trocken schütteln und mit in die Pfanne zum Gemüse geben. Weitere 2 Min. köcheln lassen.

4 Anschließend das Mandelmus in die Suppe geben und alles mit einem Stabmixer zu einer Creme aufschäumen. Mit Salz und Pfeffer wie gewünscht abschmecken und in tiefen Tellern anrichten, die Mandelblättchen vor dem Servieren darüberstreuen.

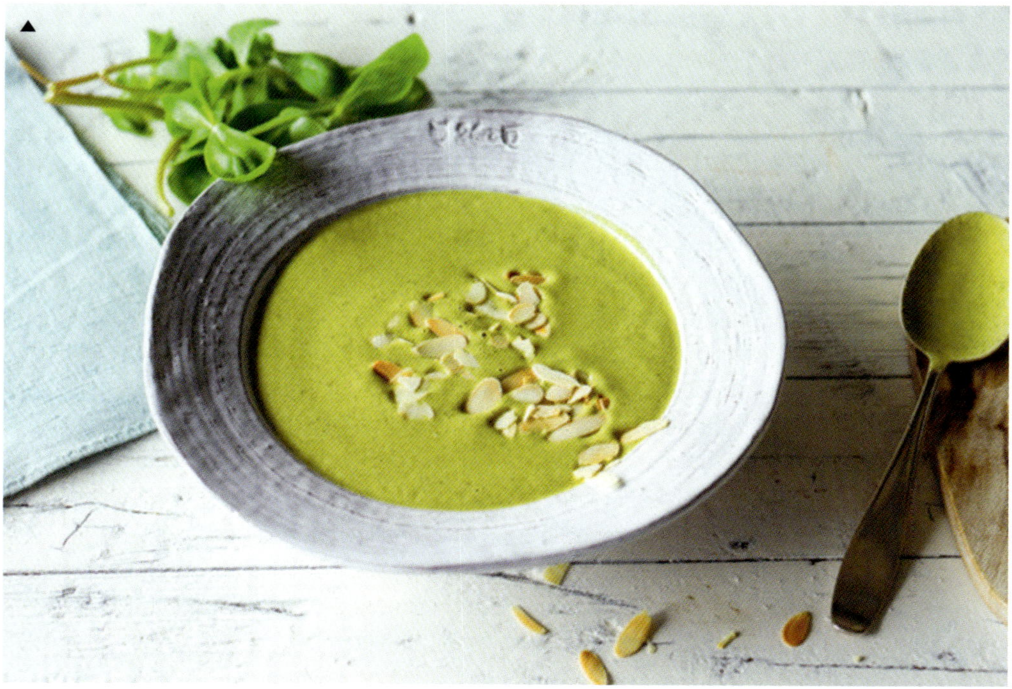

Gemüsegerichte

Gemüsepasta, ein Tofurezept mit angenehmer Currynote und ein Wokgericht – besondere kulinarische Herbstverlockungen.

LINGUINE MIT SPINAT

150 g Tomaten | ½ Zwiebel | 1 Knoblauchzehe | 1 EL Olivenöl | 200 g Dinkel-Linguine (oder andere Pasta) | Salz | 250 g frischer Spinat | 1 EL Bio-Gemüsebrüh-Pulver (ohne Hefe) | 60 ml Reissahne | Pfeffer | 5 getrocknete Tomaten | 3 EL Pinienkerne

Zubereitungszeit: ca. 60 Min.

1 Backofen auf 180 °C vorheizen.
2 Tomaten waschen, vierteln und auf einem Backblech für ca. 40 Min. im Ofen grillen.
3 Die Zwiebel und den Knoblauch schälen und fein hacken. Das Olivenöl in einer großen Pfanne erhitzen, beides darin anbraten.
4 Die Linguine in Salzwasser gar kochen, abgießen und abtropfen lassen.
5 Derweil den Spinat gut waschen, trocken schütteln und mit in die Pfanne geben. Das Brühpulver hinzugeben und 5 Min. weiterdünsten lassen. Dann mit dem Stabmixer zu einer Soße verarbeiten, Sahne, Salz und Pfeffer nach Geschmack hinzugeben.
6 Die getrockneten Tomaten in feine Streifen schneiden. Die Pinienkerne ohne Fett in einer Pfanne goldgelb rösten.
7 Die Linguine mit der Spinatsoße mischen und auf zwei Tellern anrichten. Die gegrillten Tomaten darauf verteilen, mit den Pinienkernen und den getrockneten Tomaten garnieren.

CURRY-AUBERGINEN-TOFU

150 g Vollkornreis | ½ Zwiebel | 150 g Auberginen | 50 g Karotten | 10 Kirschtomaten | 150 g Tofu | 1 TL Kokosöl | 35 g grüne Thai-Currypaste (nach Geschmack) | 30 ml Bio-Gemüsebrühe | Salz | Pfeffer | 40 g Spinat | 2 EL Kürbiskerne

Zubereitungszeit: ca. 60 Min.

1 Den Reis waschen und mit zwei Teilen kochendem Wasser bissfest kochen.
2 Die Zwiebel schälen und fein hacken. Das Gemüse putzen und waschen. Die Auberginen in kleine Würfel und die Karotten in Scheiben von 1 cm Dicke schneiden. Die Tomaten halbieren. Den Tofu in 1,5 cm große Würfel schneiden.
3 Öl in einem Wok erhitzen, die Zwiebel zusammen mit der Currypaste kurz anbraten. Auberginen und Karotten hinzugeben und weitere 5 Min. braten. Tofu dazugeben und nochmals 5 Min. schmoren. Gelegentlich umrühren. Dann die Gemüsebrühe, Salz und Pfeffer in den Wok geben und noch 10 Min. weiterköcheln.
4 Den Spinat gründlich waschen und trocken schütteln. Mit den halbierten Kirschtomaten in die Pfanne rühren. Mit dem Reis und garniert mit Kürbiskernen servieren.

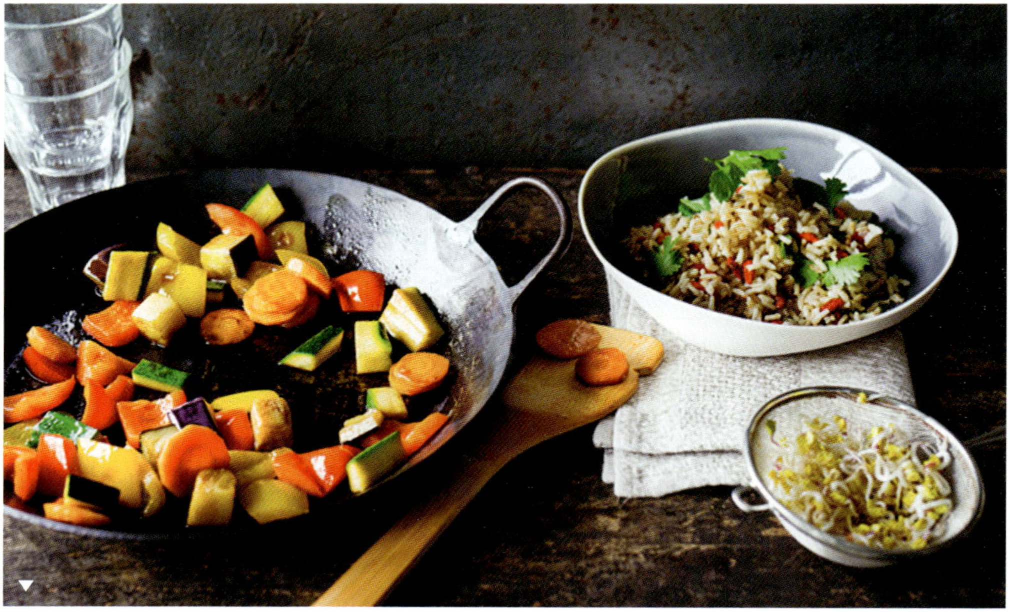

WOKGEMÜSE MIT TERIYAKI-REIS UND GOJI-BEEREN

150 g Vollkornreis | ½ kleiner Zucchino | ½ kleine Aubergine | ½ rote Paprikaschote | ½ gelbe Paprikaschote | 1 Karotte | 1 Knoblauchzehe | 1 EL Kokosöl (oder Olivenöl) | 80 ml Teriyaki-Soße | 5 Stängel frischer Koriander | 2 EL Goji-Beeren | 1 Handvoll Radieschensprossen (oder andere Sprossen)

Zubereitungszeit: ca. 40 Min.

1 Den Reis waschen und mit zwei Teilen kochendem Wasser in einem weiten Topf weich kochen. Er sollte noch etwas Biss haben.

2 Das Gemüse putzen und waschen. Zucchino und Aubergine würfeln. Paprikaschote von Stielansatz, Kernen und weißen Trennwänden befreien, das Fruchtfleisch ebenfalls würfeln. Die Karotte schälen und in Scheiben schneiden. Den Knoblauch schälen und fein hacken.

3 Das Kokosöl in einem Wok erhitzen und den Knoblauch mit dem Gemüse bei mittlerer Hitze bissfest garen, gelegentlich umrühren. Teriyaki-Soße hinzugeben und kurz mitbraten.

4 Den gekochten Reis abgießen und in eine Schüssel geben. Koriander waschen, trocken schütteln und die Blättchen abzupfen. Mit den Goji-Beeren unter den Reis mischen.

5 Reis und Wokgemüse auf Tellern anrichten, die Sprossen über das Gemüse streuen.

Dessert

Etwas Süßes nach dem Essen oder am Nachmittag, das wärmt uns an kühleren Herbsttagen Magen und Herz.

VEGANES KOKOS-PANNA-COTTA MIT FEIGEN

2 getrocknete Feigen | 120 ml Kokosmilch | 150 ml Reismilch | 10 g Kokosraspeln | 1 TL Zimtpulver | 1 TL Agavendicksaft | 2 TL Agar-Agar

Zubereitungszeit: ca. 15 Min.
Kühlzeit: 2 Std.

1 Eiswasser und ein Gefäß vorbereiten, in dem sich die Dessertschälchen kühlen lassen. Das geht aber auch einfach im Kühlschrank. Zudem zwei Teller kühl stellen.

2 Die getrockneten Feigen in kleine Stückchen schneiden und mit der Kokosmilch, der Reismilch, den Kokosraspeln, dem Zimtpulver und nach Wunsch etwas Agavendicksaft pürieren, bis eine glatte Soße entstanden ist.

3 In einem Topf zusammen mit Agar-Agar aufkochen. 1 Min. kochen lassen. Dann in zwei Schälchen gießen und für 2 Std. ins Eisbad oder den Kühlschrank stellen.

4 Auf kalte Teller stürzen und mit etwas Zimtpulver oder ein paar Kokosraspeln zum Garnieren überstreuen.

NUSS-TROCKENFRÜCHTE-KUCHEN

100 g gemischte Trockenfrüchte (Feigen, Datteln, Aprikosen, Rosinen, Ananas) | 75 g Nüsse und/oder Samen (Walnüsse, Sonnenblumenkerne, Kürbiskerne …) | 50 g Sojamehl | 50 g Reismehl | 20 g Mandelblättchen | 2 TL Zimtpulver | 1 TL Backpulver | 350 ml Reissahne | 2 EL Apfelessig

Zubereitungszeit: ca. 15 Min.
Backzeit: 20 Min.

1 Den Backofen auf 180 °C vorheizen.

2 Die Trockenfrüchte auf Rosinengröße schneiden. Die Nüsse und Samen in kleine Stücke hacken. Alle trockenen Zutaten in einer Rührschüssel gut mischen. In einer kleineren Schüssel die Reissahne und den Apfelessig verrühren und 2 Min. fermentieren lassen. Beide Mischungen danach gut miteinander verrühren.

3 Den Boden einer kleinen Backform mit Backpapier auslegen, die Ränder der Form einfetten. Die Nuss-Trockenfrüchte-Masse einfüllen und im Backofen etwa 20 Min. backen. Anschließend auskühlen lassen, vorsichtig aus der Form nehmen und in Stücke schneiden.

KÖSTLICH AUCH AM MORGEN

Dieser Kuchen kann auch fürs Frühstück vorgebacken und dann mit Obst und etwas Sojasahne genossen werden. Er ist natürlich für mehr als zwei Portionen berechnet.

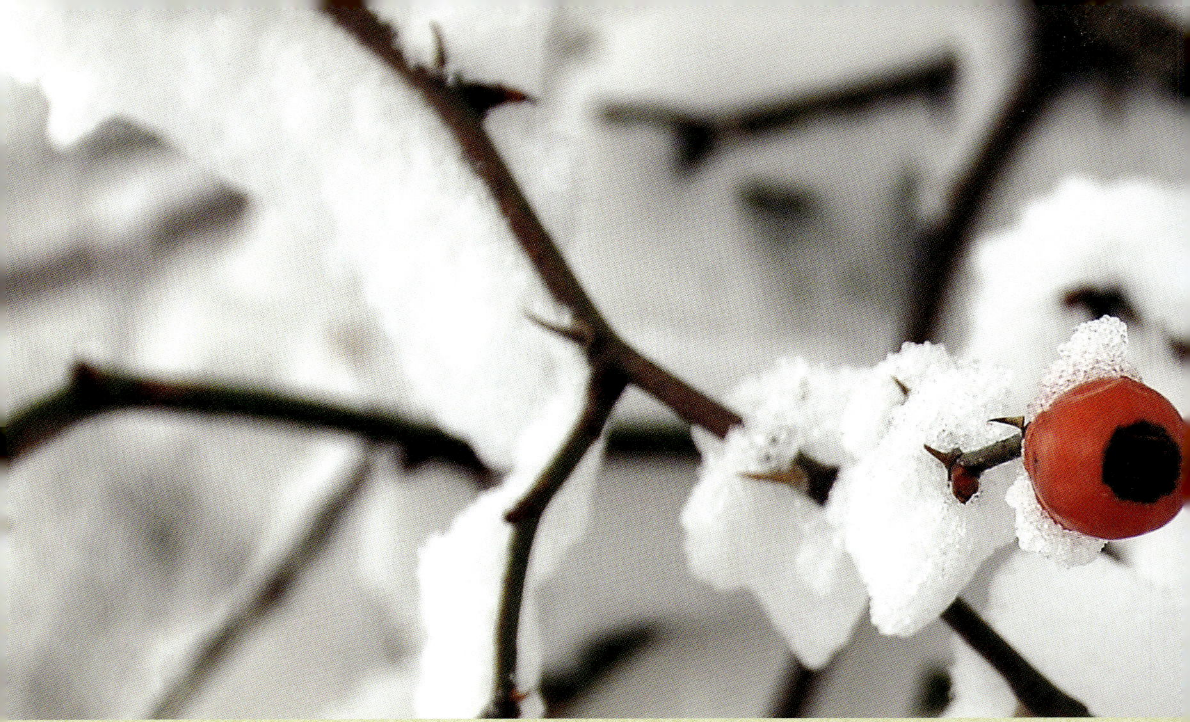

VEGAN-KÖSTLICHER WINTER

Mit der wundervollen Möglichkeit, Früchte und Zutaten aus aller Welt zu beziehen, ist der Winter auch in unseren Breiten eine kulinarisch verlockende Zeit geworden. Doch auch wer sich auf Regionales fokussiert, kann viel Gutes entdecken und Tradition und Moderne verbinden. Auf jeden Fall lieben und brauchen wir es im Winter etwas wärmender und vollmundiger als in den anderen Jahreszeiten. Die folgenden Rezepte bieten Ihnen eine kleine Auswahl an vollwertig-veganen Speisen. Sie eignen sich für den Peace-Food-Alltag ebenso wie für die Aufbauzeiten nach Fastenkuren.
Weitere Anregungen dazu, wie Sie fastend und vegan-frisch essend mit den Besonderheiten der kalten Zeit umgehen können, finden Sie auf Seite 118. So wird auch der Winter ein Genuss, der die Pfunde schmelzen lässt und uns mit Gesundheit segnet.

Frühstück

Im Winter ist es in unseren Breiten kalt und häufig auch nass. Dann sehnen wir uns ganz natürlich nach wärmenden Speisen: Ein warmes Frühstück mit Zutaten wie Hafer und Zimt ist da genau richtig. Kühl serviert wird hingegen der Chiapudding, und auch er lockt mit süßer Vollmundigkeit.

CHIAPUDDING MIT BIRNE UND KAKAONIBS

3 EL Chiasamen | 1 Msp. echtes Bourbon-Vanillepulver | 400 ml Reismilch | 2 kleine Birnen | 2 TL rohe Kakaokerne (Nibs)

Zubereitungszeit: ca. 10 Min.
Einweichzeit: ca. 8 Std.

1 Am Vorabend die Chiasamen und das Vanillepulver in die Reismilch rühren und in zwei Schüsseln verteilt über Nacht zu einem Pudding quellen lassen.

2 Morgens die Birnen waschen, schälen, Kerngehäuse entfernen und das Fruchtfleisch in dünne Scheiben schneiden. Die Kakaokerne über den Pudding streuen und mit den Birnenscheiben garniert servieren.

HAFERFLOCKEN MIT ROSINEN, APFEL UND ZIMT

1 Apfel | 500 ml Reismilch | 40 g feine Haferflocken | 2 EL Rosinen | 1 TL Zimtpulver

Zubereitungszeit: ca. 15 Min.

1 Den Apfel waschen, schälen, vom Kerngehäuse befreien und klein schneiden.

2 Die Reismilch mit den Haferflocken langsam zum Kochen bringen. Die Rosinen, das Zimtpulver und die Apfelstückchen hinzugeben und für 10 Min. köcheln lassen.

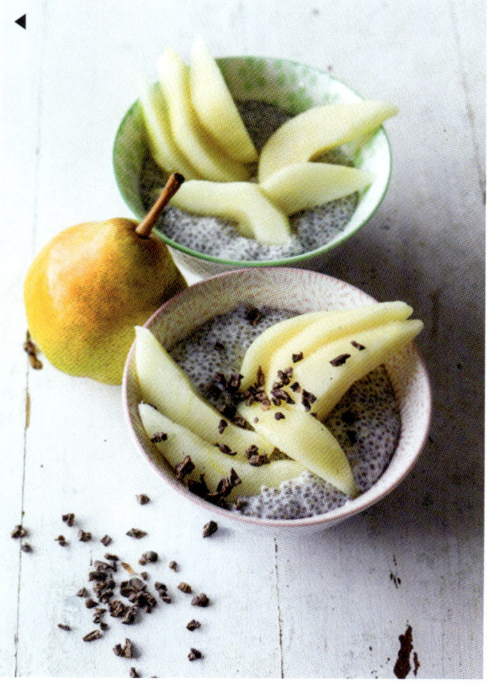

Salat

Wintersalate können nach Wunsch auch aus gedünstetem Gemüse bestehen.

FENCHELSALAT MIT ORANGEN

4 kleine oder 2 große Knollen Fenchel | 1 Orange | 1 EL Olivenöl | 1 EL Zitronensaft | Salz | Pfeffer | 1 TL Mohnsamen | 1 TL Sonnenblumenkerne | 5 Stängel frischer Koriander

Zubereitungszeit: ca. 40 Min.

1 Fenchel waschen, Stängel und Wurzelansatz entfernen, Kraut abschneiden und aufheben. Fenchel in Spalten schneiden, 15 Min. im Dampftopf bissfest garen. Danach kühl stellen.

2 Die Orange schälen, die weißen Trennhäutchen entfernen und das Fruchtfleisch in Spalten zerteilen. Den Saft dabei auffangen.

3 Den Orangensaft mit dem Olivenöl und dem Zitronensaft mischen, bis eine Emulsion entsteht. Mit Salz und Pfeffer abschmecken.

4 Die Fenchelspalten mit den Orangenstücken, Mohnsamen und Sonnenblumenkernen mischen. Koriander waschen, trocken schütteln, Blättchen abzupfen. Mit zum Salat mischen. Auf Teller verteilen, das Dressing darübergeben. Fenchelkraut hacken, darüberstreuen.

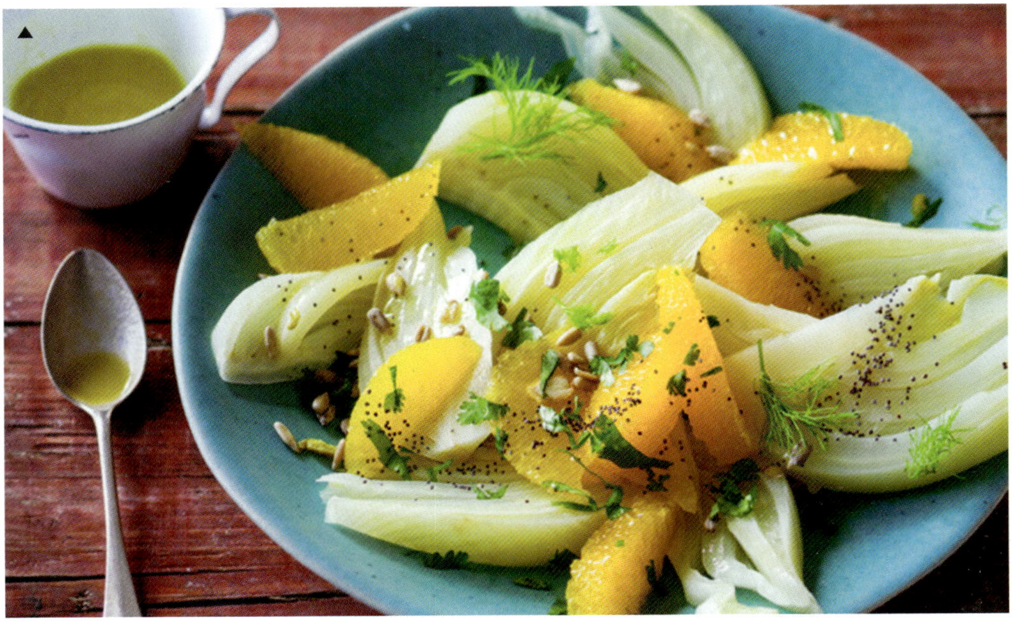

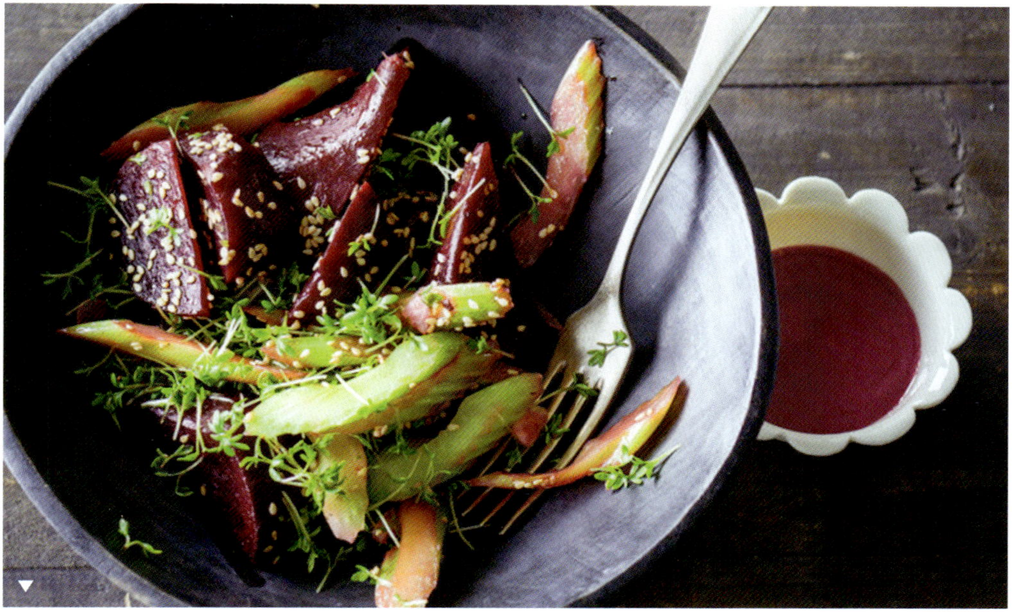

WARMER ROTE-BETE-SALAT

1 kleine Zwiebel | 2 kleine oder 1 große Knoblauchzehe | 300 g Rote Bete | 1 Stange Staudensellerie | 1 EL Kokosöl | 100 ml Bio-Gemüsebrühe | 1 Päckchen frische Kresse | 1 EL Sesam | 1 TL Tahin (Sesammus) | Salz | Pfeffer aus der Mühle

Zubereitungszeit: ca. 45 Min.

1 Die Zwiebel und die Knoblauchzehen schälen und grob hacken. Die Rote Bete putzen, waschen und in jeweils 8 oder 10 Spalten schneiden. Den Staudensellerie waschen, den Wurzelansatz abschneiden und die Stangen selbst klein schneiden.

2 Kokosöl in einem Topf erhitzen. Zwiebel, Knoblauch und Sellerie für 2 Min. anbraten. Rote Bete dazugeben und 10 Min. weiterbraten. Dabei häufig umrühren. Die Gemüsebrühe dazugeben und noch ca. 30 Min. im geschlossenen Topf weiterköcheln lassen, bis die Rote Bete weich, aber noch fest ist.

3 Die Kresse abschneiden und waschen, trocken tupfen. Das gegarte Gemüse in eine Schüssel geben (den Kochsud auffangen), die Kresse und den Sesam daruntermischen. Das Tahin mit dem Kochsaft verquirlen, mit Salz und Pfeffer abschmecken und über den Salat gießen.

FASTEN UND VEGAN ABNEHMEN IM WINTER

Der Winter vermittelt in unseren Breiten ein völlig anderes Lebensgefühl als die anderen Jahreszeiten. Wer ausgeglichen isst, berücksichtigt ein paar Besonderheiten, wenn es draußen kälter und dunkler ist.

Vor allem beim klassischen Fasten denken viele ans Frieren und Frösteln. Aber auch die vegane Ernährung mit ihrem Fokus auf Frischem und Knackigem, Naturbelassenem und Rohem weckt bei manchen Sorgen hinsichtlich ihrer Praktikabilität im Winter. Doch selbstverständlich ist sie für das gesamte Leben bestens geeignet, Kälteperioden eingeschlossen. Hier ein paar Tipps, wie Sie vegan gut durch den Winter kommen.

WÄRMENDES ESSEN

Beim Essen sind einige Dinge wertvoll zu wissen, sodass uns nichts fehlt, auch nicht das Gefühl wohliger Wärme. Nehmen Sie im Winter nach Lust mehr davon zu sich:

- Suppen und warme Gemüsegerichte
- Regionales wie Wurzelgemüse
- wärmende Gewürze wie Nelke, Zimt oder Chili, auch heißes Ingwerwasser
- Rohkost lässt sich auf maximal 42 Grad erhitzen, sodass Sie sie nicht kalt essen müssen, wenn Sie das jetzt bei den kühleren Außentemperaturen nicht mögen.

MEHR VIELFALT

Tiefkühlkost wäre eine gute Möglichkeit, auch im Winter mehr Vielfalt zu haben. Aber sie scheidet die Geister. Viele Orthomolekular-Mediziner schwärmen wegen der erhaltenen Vitamine davon, die Anhänger der chinesischen Medizin halten sie für tot. Die Bio-Photonen-Analyse nach Prof. Popp schließt sich dem an, ich mich auch. Trocknung ist dagegen eine bewährte Möglichkeit, einige Lebensenergie zu erhalten. Es gibt die besten Grundzutaten, etwa für Smoothies, auch getrocknet ▸ **siehe Seite 123**.

HARMONISCHER RHYTHMUS

Im Winter hilft es uns besonders, wenn wir uns an der Natur orientieren. Dort ist es ziemlich still. Geben also auch wir (uns) nach Möglichkeit etwas mehr Ruhe, lassen wir ein wenig Gemütlichkeit einziehen – und tanken wir so für den Frühling auf. Altes wird verarbeitet und verabschiedet sich in uns und wir sehen immer klarer, wohin es uns im Leben weiter zieht.

Suppe

Wintersuppen sind nahrhaft und richtig schön rund im Geschmack.

SÜSSKARTOFFELSUPPE

2 kleine Schalotten | 400 g Süßkartoffeln | 1 große reife Birne | 1 EL Olivenöl | 1 EL Bio-Gemüsebrüh-Pulver (ohne Hefe) | Salz | Pfeffer | 2 EL Haselnüsse | 1 TL getrocknetes Basilikum | 2 Prisen Paprikapulver

Zubereitungszeit: ca. 40 Min.

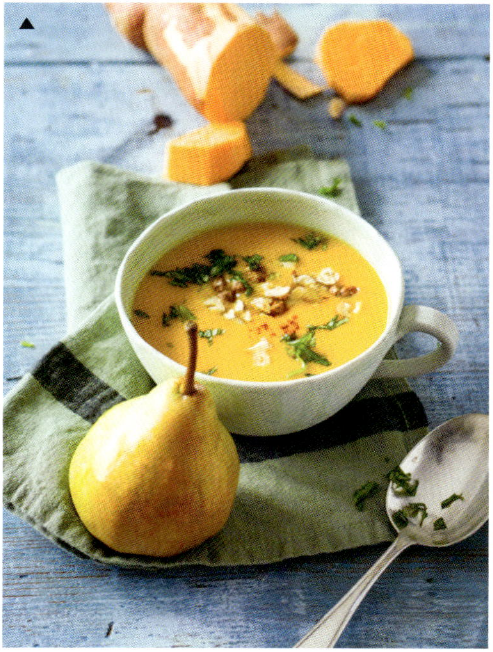

1 Schalotten schälen und fein hacken. Die Süßkartoffeln und die Birne waschen, schälen, entkernen und in 2 cm große Würfel schneiden.
2 Olivenöl erhitzen, die Schalotten kurz anbraten. Die Süßkartoffeln und die Birne zugeben und unter ständigem Rühren andünsten.
3 Mit 450 ml Wasser und Gemüsebrühpulver ablöschen und die Suppe bei schwacher Hitze 20 Min. köcheln. Pürieren und mit dem Stabmixer aufschäumen. Salzen und pfeffern.
4 Die geschälten Haselnüsse hacken. Mit Basilikum und Paprikapulver auf die Suppe geben.

KÜRBISSUPPE MIT LINSEN

60 g Rote Linsen | 250 g Butternut- oder Hokaidokürbis | 1 kleine Zwiebel | 1 EL Olivenöl | 2 EL Cashewnüsse (nach Wunsch) | 1 TL Currypulver | 1 TL Kurkuma | 1 TL Korianderpulver | ½ l Bio-Gemüsebrühe | Salz | Pfeffer

Zubereitungszeit: ca. 40 Min.

1 Die Linsen abspülen und abtropfen lassen.
2 Den Kürbis waschen und nach Wunsch schälen. Die Kerne entfernen das Fruchtfleisch in kleine Stücke schneiden. Die Zwiebel schälen und in Würfel schneiden.
3 Olivenöl erhitzen, Kürbisfleisch und Zwiebel für 2 Min. anschwitzen. Cashews, Curry, Kurkuma, Koriander, Linsen und Brühe dazugeben und die Suppe für ca. 15 Min. köcheln lassen.
4 Die Suppe mit dem Pürierstab mixen und mit Salz und Pfeffer würzen.

Gemüsegerichte

An gemütlichen Winterabenden lässt sich gut kochen: hier zwei verlockende Gemüsevariationen. Der Apfelrotkohl mit dem Sojagulasch dürfte auch hartnäckige Skeptiker von der veganen Küche überzeugen.

GEGRILLTES GEMÜSE MIT BASILIKUMSOSSE

150 g Kürbis | 150 g Rote Bete | 8 Rosenkohl | 100 g Pastinake | 1 (Rote) Zwiebel | 1 EL Olivenöl | 1 TL Koriandersamen | Salz | Pfeffer
Für die Soße: 1 Bund frisches Basilikum | ½ Zitrone | 1 EL Pinienkerne | 1 EL Kürbiskernmus (oder Tahin) | Salz | Pfeffer

Zubereitungszeit: 70 bis 90 Min.

1 Den Backofen auf 175 °C vorheizen.
2 Das Gemüse putzen und waschen. Den Kürbis klein würfeln, die Rote Bete in Spalten schneiden, Rosenkohl halbieren, Pastinake in 1 cm dicke Scheiben schneiden. Die Zwiebel schälen und in Spalten schneiden.
3 Das Gemüse auf einem Backblech verteilen, mit Olivenöl beträufeln und Koriandersamen, Salz und Pfeffer darüberstreuen. Das Blech in den Ofen schieben und das Gemüse 45 bis 60 Min. grillen, dabei immer wieder wenden. Die ersten 30 Min. kann das Gemüse auch mit einem Stück Backpapier bedeckt werden.
4 Das Basilikum waschen, trocken schütteln, die Blättchen abzupfen. Die Zitrone auspressen. Den Saft mit allen Soßenzutaten mit dem Stabmixer pürieren. Dabei etwas Wasser hinzufügen, bis die Soße die gewünsche Konsistenz hat. Lässt man sie stehen, wird sie wieder dicker.
5 Das Ofengemüse auf zwei Tellern verteilen und die Soße dazu reichen.

APFELROTKOHL MIT SOJAGULASCH

100 g Sojawürfel | 675 ml Bio-Gemüsebrühe | ⅓ Rotkohl | 2 Äpfel | 1 ½ EL Olivenöl | 2 EL Balsamico-Essig | 2 Lorbeerblätter | 1 Zimtstange | 3 Nelken | 3 Kartoffeln | Salz | 2 große Zwiebeln | 1 rote Paprikaschote | 1 TL Paprikapulver

Zubereitungszeit: ca. 2 ½ Std.

1 Soja in 500 ml Gemüsebrühe einweichen.
2 Derweil den Rotkohl waschen, von den äußeren Blättern sowie groben Blattrippen befreien und in feine Streifen raspeln. Die Äpfel schälen, entkernen und klein schneiden.
3 1 EL Olivenöl in einem Topf erhitzen und den Rotkohl darin kurz anbraten. Mit 175 ml Brühe und dem Essig ablöschen. Apfelstücke, Lorbeerblätter, Zimtstange und Nelke hinzufügen und ca. 2 Std. köcheln lassen, gegen Ende etwas Wasser hinzufügen, wenn der Rotkohl noch nicht weich geworden ist.

4 Derweil die Kartoffeln schälen, in große Würfel schneiden und in einem Topf mit etwas Salzwasser kochen.

5 Die Zwiebeln schälen und in Ringe schneiden. Die Paprikaschote waschen, halbieren, die Kerne, die Trennwände und den Stielansatz entfernen. Das Fruchtfleisch in Streifen schneiden. ½ EL Olivenöl erhitzen und die Zwiebelringe anbraten, bis sie leicht braun werden. Die Paprikastreifen kurz mitdünsten, Paprikapulver dazugeben. Die Sojawürfel mit der Brühe hinzufügen und bei mittlerer Hitze in ca. 10 Min. auf die Hälfte der Flüssigkeit einkochen.

6 Den Rotkohl mit den Salzkartoffeln und dem Sojagulasch auf Tellern anrichten.

Dessert

Das folgende Dessert kann Ihnen einen kalten Wintertag versüßen – es duftet zudem herrlich nach Spekulatius.

SPEKULATIUS-TIRAMISU

2 Kiwis | 3 vegane Spekulatius | 100 ml Soja- oder Reissahne zum Aufschlagen | 1 TL Himbeer- oder Erdbeerkonfitüre (zucker- und gelatinefrei)

Zubereitungszeit: ca. 20 Min.

1 Die beiden Kiwis schälen und klein würfeln. Die Spekulatius in Krümel brechen. Die Soja- oder Reissahne luftig schlagen.

2 Die Hälfte der Sahne auf zwei Gläser oder Dessertschälchen verteilen. Darauf die Hälfte der Kiwistückchen legen. Nun kommen die Spekulatiuskrümel darauf, anschließend eine zweite Schicht Kiwiwürfel. Den Abschluss bildet die zweite Hälfte der luftigen Sahne.

3 Das Dessert für 1 bis 2 Std. in den Kühlschrank stellen. Dann eiskalt und garniert mit einem Klecks Konfitüre servieren.

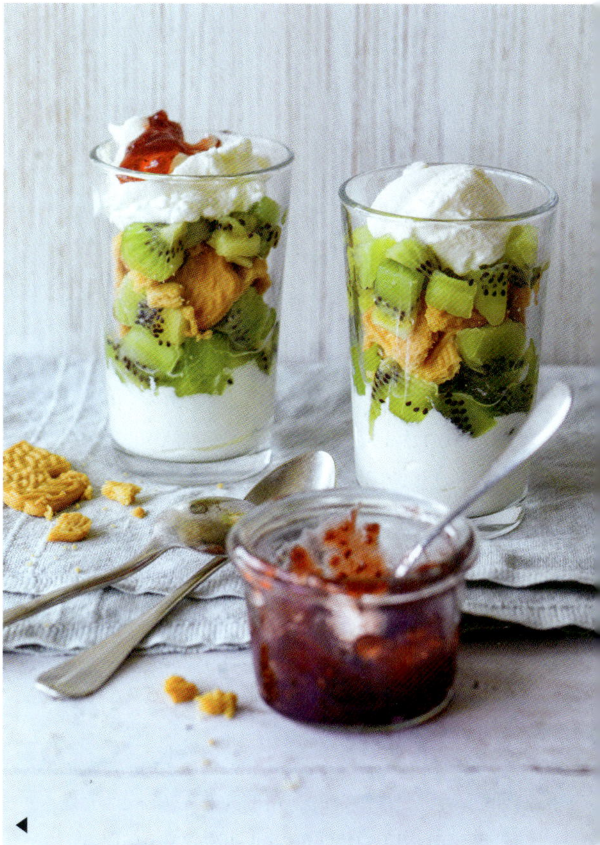

◄

Bücher, die weiterhelfen

Neuerscheinungen und Grundlagenwerke von Ruediger Dahlke

Peace Food
GRÄFE UND UNZER VERLAG

Peace Food – Das vegane Kochbuch
GRÄFE UND UNZER VERLAG

Peace Food – Vegano Italiano
GRÄFE UND UNZER VERLAG

Vegan für Einsteiger
GRÄFE UND UNZER VERLAG

Krankheit als Chance
GRÄFE UND UNZER VERLAG

Das große Buch vom Fasten
Goldmann

Liste vor der Kiste
Terzium

Angstfrei leben
Arkana

Krankheit als Symbol
Bertelsmann

Schattenreise ins Licht
Goldmann

Schmerzfrei durch richtige Ernährung
Bucher

Das Buch der Widerstände
Arkana

Die Schicksalsgesetze
Arkana

Das Schatten-Prinzip
Arkana

Die Lebensprinzipien (mit Margit Dahlke)
Arkana

Die Kraft der vier Elemente (Bilder von B. Blum)
Crotona

Bücher aus dem GRÄFE UND UNZER VERLAG

Lützner, H.
Wie neugeboren durch Fasten

Wacker, S.
Basenfasten

Chantal-Fleur Sandjon
Rohvolution

Chantal-Fleur Sandjon
Abnehmen mit Smoothies

Pape, D. et al.
Schlank im Schlaf

Ludwig, B.
Die »Morgen darf ich essen, was ich will«-Diät

Bücher von und mit Dorothea Neumayr

Fasten ABC
Nymphenburger

Sinnlich fasten
Nymphenburger

Essensglück
Schirner

Peace Food / Peace Food – Das vegane Kochbuch / Vegano italiano
GRÄFE UND UNZER VERLAG

Meditationen von Ruediger Dahlke

Die folgenden Meditationen gibt es teilweise im Handel als CDs, viele unter Goldmann-Arkana-Audio, alle unter www.heilkundeinstitut.at.

Allgemein zum Fasten

Sinnlich Fasten • Bewusst fasten • 7 Morgenmeditationen • Den Tag beginnen • Selbstbild und Körperbewusstsein • Entgiften – Entschlacken – Loslassen • Ganz entspannt • Tiefenentspannung • Selbstliebe • Der innere Arzt • Die 4 Elemente • Elemente-Rituale • Energie-Arbeit • Erquickendes Abschalten mittags und abends • Schutzengel-Meditationen

Passend zum Heilfasten

Selbstheilung • Heilungsrituale •Allergien • Angstfrei leben • Ärger und Wut •

Depression • Frauenprobleme • Hautprobleme • Herzensprobleme • Kopfschmerzen • Krebs • Leberprobleme • Niedriger Blutdruck • Rauchen • Rückenprobleme • Schlafprobleme • Sucht und Suche • Tinnitus und Gehörschäden • Verdauungsprobleme

Passend zum Smoothie-Fasten

7 Morgenmeditationen • Bewusst fasten • Den Tag beginnen • Mein Idealgewicht • Mandalas • Naturmeditation • Traumreisen • Die Leichtigkeit des Schwebens

Zur Lebensphilosophie

Das Gesetz der Polarität • Das Gesetz der Anziehung • Das Bewusstseinsfeld • Die Lebensprinzipien • Lebenskrisen als Entwicklungschance • Schattenarbeit • Partnerbeziehungen • Die Heilkraft des Verzeihens • Vom Stress zur Lebensfreude • Visionen

Adressen, die weiterhelfen

Fastenutensilien

Hier bekommen Sie alles Nötige und Wohltuende fürs Fasten: von der Wärmflasche über Einlaufgeräte bis zu Orgon-Basensalzen, zudem auch die »Take me – Glücksnahrung« und »Take me – plus«, Vitamine wie B12, D und DHA, Smoothie-Trockenpulver, den Black-Bear-Eiweißriegel, bestes Kokosöl sowie Entspannungsmusik (zum Beispiel den erwähnten »Seelenhauch«) und Meditationen, Infos zum Verbundenen Atem:
www.heilkundeinstitut.at

Informationen zu Seminaren, Ausbildungen, Trainings, Vorträgen

Heil-Kunde-Institut Graz
Oberberg 92
A-8151 Hitzendorf
Tel. 00 43 - 316 - 719 88 85
Fax 00 43 - 316 - 719 88 86
Internet: www.dahlke.at;
www.mymedworld.cc
E-Mail: info@dahlke.at

Fastenseminare mit Ruediger Dahlke

Körper – Tempel der Seele
Fasten – Schweigen – Meditieren
Fastenwandern im Frühjahr und Herbst in TamanGa
Genussfasten im Sommer

Dahlke-Seminar-Zentrum

TamanGa
Labitschberg 4
A-8462 Gamlitz
www.taman-ga.at

Bezugsquellen für vegane Produkte:

www.naturella.at
www.veganversand-lebensweise.at
www.alles-vegetarisch.de
www.vegan-leben.com
www.veganz.de
www.lebegesund.de
www.reformhaus.de
www.keimling.de
www.govindaNatur.de
www.pureraw.de
www.regenbogenkreis.de

Infos zu Standmixern

Nachzufragen bei
Simone Vetters
www.fastenundwandern.info

Register

Rezeptregister

G

H

J/K

L/M/N

O

P

Q/R

S

V/W/Z

Impressum

Projektleitung: Silvia Herzog
Lektorat: Diane Zilliges
Bildredaktion: Julia Fell
Umschlaggestaltung und Layout: independent Medien-Design, Horst Moser, München
Herstellung: Martina Koralewska
Satz: griesbeckdesign, München
Reproduktion: medienprinzen, München
Druck und Bindung: Schreckhase, Spangenberg

Printed in Germany

ISBN 978-3-8338-4319-8

1. Auflage 2015

Die GU-Homepage finden Sie unter www.gu.de

Ein Unternehmen der
GANSKE VERLAGSGRUPPE

Bildnachweis

Fotoproduktion Cover und Innenteil: Jörn Rynio, Hamburg
Weitere Fotos: Fotolia: Außenklappe vorne, Innenklappe vorne rechts; Getty Images: S. 38; Glow Images: S. 8; GLV Press: S. 4 oben, Außenklappe hinten; GU: S. 42, 88, 95 (Kramp & Gölling); Interfoto: S. 18; Istockphoto: S. 78; Mauritius Images: S. 33, 114; Picture Press: S. 86; Plainpicture: S. 5, 6, 16, 81; Privat: S. 15, 92; Shutterstock: S. 4 unten, 106; Stocksy: S. 22, 50, 62, 98.

Syndication:
www.jalag-syndication.de

Danke!

Ein besonderes Dankeschön geht an die Firma Vita-Mix GmbH für die Bereitstellung des Vitamix Professional Series 750 in diesem Buch.
www.vitamix.de

Umwelthinweis

Dieses Buch wurde auf PEFC-zertifiziertem Papier aus nachhaltiger Waldwirtschaft gedruckt.

Wichtiger Hinweis

Die Gedanken, Methoden und Anregungen in diesem Buch stellen die Meinung bzw. Erfahrung des Verfassers dar. Sie wurden vom Autor nach bestem Wissen erstellt und mit größtmöglicher Sorgfalt geprüft. Sie bieten jedoch keinen Ersatz für persönlichen kompetenten medizinischen Rat. Jede Leserin, jeder Leser ist für das eigene Tun und Lassen auch weiterhin selbst verantwortlich. Weder Autor noch Verlag können für eventuelle Nachteile oder Schäden, die aus den im Buch gegebenen praktischen Hinweisen resultieren, eine Haftung übernehmen.

QUALITÄTS G|U GARANTIE

Liebe Leserin, lieber Leser,

haben wir Ihre Erwartungen erfüllt? Sind Sie mit diesem Buch zufrieden? Haben Sie weitere Fragen zu diesem Thema? Wir freuen uns auf Ihre Rückmeldung, auf Lob, Kritik und Anregungen, damit wir für Sie immer besser werden können.

GRÄFE UND UNZER Verlag
Leserservice
Postfach 86 03 13
81630 München
E-Mail:
leserservice@graefe-und-unzer.de

Telefon: 00800 / 72 37 33 33*
Telefax: 00800 / 50 12 05 44*
Mo–Do: 8.00–18.00 Uhr
Fr: 8.00–16.00 Uhr
(gebührenfrei in D, A, CH)*

Ihr GRÄFE UND UNZER Verlag
Der erste Ratgeberverlag – seit 1722.

www.facebook.com/gu.verlag

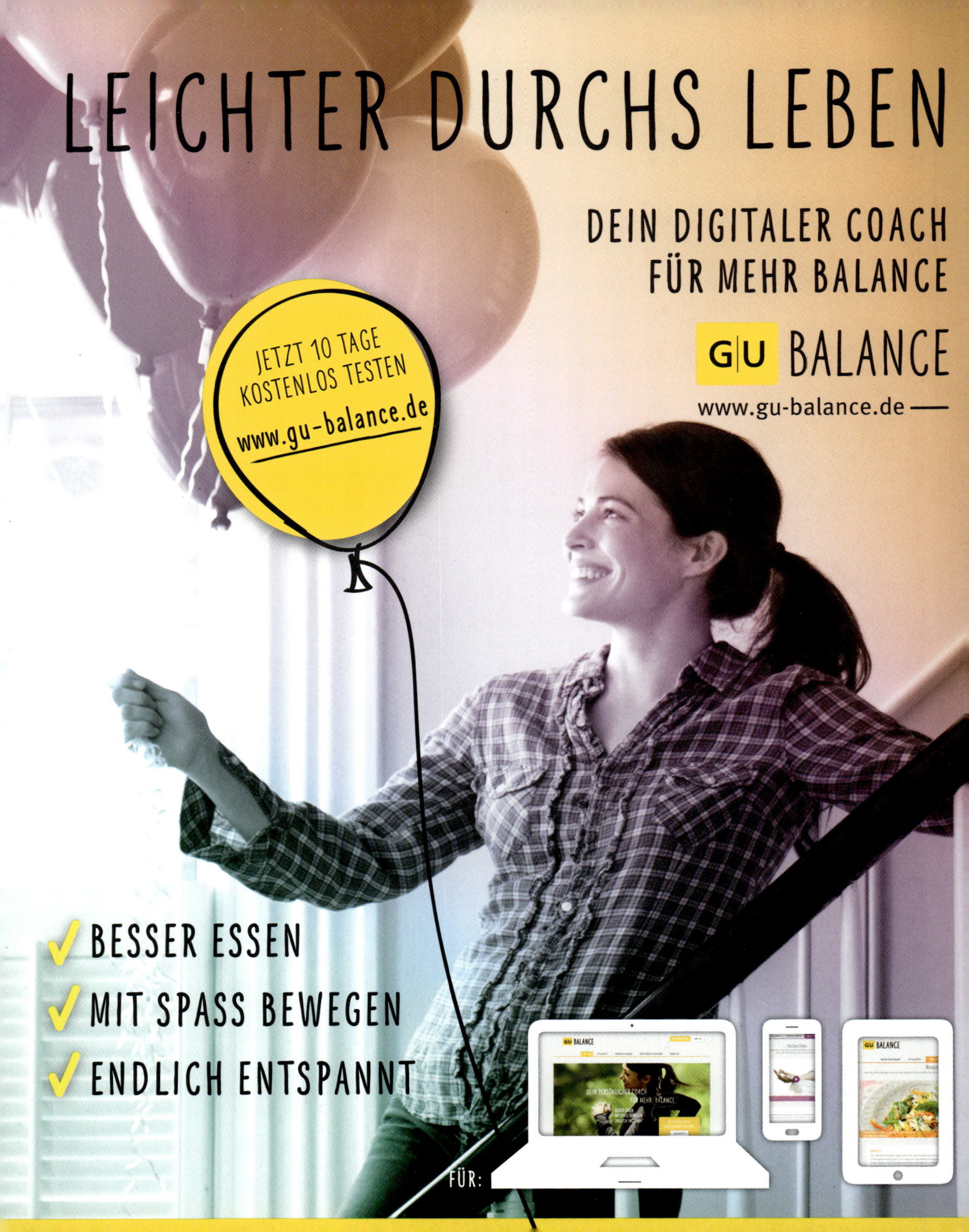
LEICHTER DURCHS LEBEN
DEIN DIGITALER COACH
FÜR MEHR BALANCE
GU BALANCE
www.gu-balance.de
JETZT 10 TAGE
KOSTENLOS TESTEN
www.gu-balance.de
BESSER ESSEN
MIT SPASS BEWEGEN
ENDLICH ENTSPANNT
FÜR: